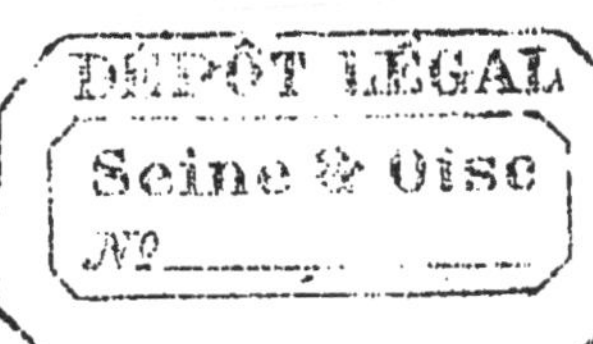

Les Médications nouvelles en Obstétrique

PRINCIPALES PUBLICATIONS DU MÊME AUTEUR

L'expression du fœtus par la paroi abdominale. Étude clinique et expérimentale. 1 vol., 176 pages, 1900 (*Carré et Naud* et *Vigot frères*).

Traitement des hémorragies puerpérales. 1 vol., 238 pages. Paris, 1905 (*Vigot frères*).

Recherches sur la glycosurie de la grossesse et de la puerpéralité. *Bull. de la Soc. d'Obstétrique de Paris*, 1898.

    lactose comme accélérateur physiologique du travail de l'accouchement. *C. R., Soc. de Biologie*, 1898.

La médication ocytocique. *Presse médicale*, 1905.

Du pouvoir ocytocique du sucre. *Archives générales de méd.*, 1904.

De l'emploi du sucre associé aux agents mécaniques dans l'accouchement provoqué. *Soc. de médecine de Paris*, 1907.

Contribution au traitement de la phlegmatia alba dolens puerpérale. Essai de traitement opothérapique. *L'Obstétrique*, 1901.

Phlegmatia alba dolens à point de départ intestinal. *Annales de la Soc. Obstétricale de France*, 1905.

Pathogénie de la phlegmatia alba dolens puerpérale. *Presse médicale*, juillet 1907.

De la dystocie liée aux parties molles des bassins atrophiques. *Presse médicale*, 1901.

L'infection canaliculaire de la parotide. Recherches sur la bactériologie de la bouche chez le nouveau-né (Collab. M. Bonnaire). *Presse médicale*, 1900.

Recherches sur la cryoscopie du liquide amniotique. *Bull. de la Soc. d'Obstétrique de Paris*, 1901.

Gémellité et malformations en rapport avec l'hérédo-tuberculose. *Bull. de la Soc. d'Obstétrique de Paris*, 1899.

Les sources de l'infection chez le nouveau-né. *Gazette des Hôpitaux*, 1903.

Les soins consécutifs aux grandes hémorragies puerpérales. *Presse médicale*, 1902.

CORBEIL. — Imprimerie ÉD. CRÉTÉ.

Les

Médications nouvelles

Obstétrique

PAR

G. KEIM

ANCIEN INTERNE DES HOPITAUX DE PARIS

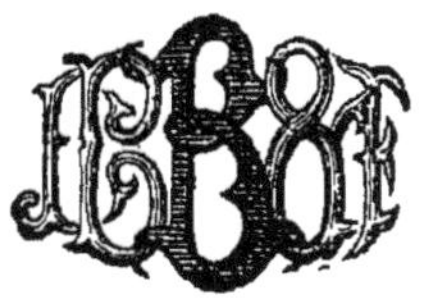

PARIS

LIBRAIRIE J.-B. BAILLIÈRE ET FILS

19, RUE HAUTEFEUILLE, 19

1908

Tous droits réservés

LES

MÉDICATIONS NOUVELLES

EN OBSTÉTRIQUE

AVANT-PROPOS

Ce volume de la collection des *Actualités médicales* traite tout d'abord de la question du « sucre en obstétrique » ; ce sujet tout d'actualité a été l'objet de recherches personnélles de notre part.

Parmi les médications en obstétrique, les unes sont spéciales à cette branche de la médecine, telles les sérums, l'opothérapie placentaire, l'opothérapie de la *phegmatia alba dolens* ; d'autres sont plus exactement des applications de médications générales à l'obstétrique, telles la déchloruration dans la phlegmatia, le collargol, etc.

A côté des médications de date très récente, nous avons cru devoir réserver une place dans ce volume d'actualités à des médications plus anciennes, soit que, tombées dans l'oubli, leur intérêt fût renouvelé du fait de recherches récentes, soit qu'elles aient été l'objet d'applications nouvelles et originales. C'est ainsi que, parmi d'autres, nous citons la liqueur de Labarraque, l'iode en applications locales, le pansement glacé dans les infections mammaires.

Le seul lien qui unisse ces diverses questions est leur caractère d'actualité ; aussi n'avons-nous pas cherché à les exposer selon un plan qui forcément eût été tout factice.

I. — POUVOIR OCYTOCIQUE DU SUCRE

Introduction. — Nombreux sont les moyens d'accélérer le
travail de l'accouchement, aussi bien par l'action mécanique
que par l'action médicamenteuse : les frictions sur l'abdomen
dans la zone utérine, les injections vaginales chaudes sur
le col, la rupture des membranes, l'excitation de la fibre
utérine au moyen de l'écarteur Tarnier ou des divers ballons,
l'ergot de seigle complètement abandonné aujourd'hui ou le
sulfate de quinine. Aucun ne paraît cependant avoir une
action toujours égale à elle-même, identique dans tous les
cas, en un mot physiologique.

Dès 1898 (1), j'ai signalé le premier en France, un moyen
facile de hâter l'expulsion du fœtus à terme par l'emploi
raisonné du sucre et en particulier par l'emploi du lactose.

Au cours de recherches faites pour établir la valeur de la
glycosurie pendant la grossesse et la puerpéralité, j'avais été
frappé de l'action du sucre sur l'utérus. Ayant voulu essayer
l'épreuve de la glycosurie alimentaire chez une femme
enceinte, j'avais vu se produire une demi-heure après
l'ingestion de glycose, des contractions utérines qui se rap-
prochèrent bientôt assez les unes des autres pour nécessiter

(1) Keim, Du lactose comme accélérateur physiologique du travail de l'accouchement (*C. R. Soc. de Biologie*, 8 octobre 1898, et
Presse méd., 9 octobre 1898).

Payer, *Sem. méd.*, 1899, p. 427.

Madlener, *Münchn. med. Woch.*, 1900, n° 34.

Lop, *Gaz. des hôp.*, octobre 1901.

Keim et Lehmann, *Ann. de la Soc. obst. de France*, 1902, p. 110.

Marquis, Pouvoir ocytocique du sucre. Thèse de Paris, 1904.

Keim, Du pouvoir ocytocique du sucre (*Arch. gén. de méd.*, septembre 1904).

Keim, La médication ocytocique (*Presse médicale*, juin 1905).

Keim, De l'emploi du sucre associé aux agents mécaniques dans
l'accouchement provoqué (*Soc. de méd. de Paris*, février 1907).

le transport de la femme à la salle de travail. Ce fait me porta à faire des recherches sur l'action du sucre sur le muscle utérin.

Je ne connaissais à ce moment aucun travail sur le sujet. Ce ne fut qu'au cours de recherches bibliographiques entreprises pour la rédaction de mon travail que j'ai trouvé une note de Bossi (de Gênes) sur le même sujet (1). Cet auteur avait également remarqué l'action favorable du sucre sur les contractions utérines et rapportait quelques cas où cette action se prolongea suffisamment pour amener l'expulsion du fœtus.

Ces résultats s'expliquent si je rappelle que l'action du sucre est essentiellement *physiologique*, et c'est là, m'a-t-il semblé, sa caractéristique dans son rôle ocytocique.

Aussi avant d'exposer les résultats cliniques, il est nécessaire d'étudier l'action du sucre sur le travail musculaire en général et sur la contraction utérine en particulier.

Sources de l'énergie musculaire. — Les hydrates de carbone constituent la source chimique de l'énergie musculaire ; les albuminoïdes et les graisses secondairement par leur transformation en glycose ou en glycogène contribuent également, mais en partie seulement, à maintenir l'énergie musculaire. La présence du sucre dans le sang est en effet constante, d'après Claude Bernard, aussi bien après l'ingestion de végétaux et de féculents qu'après une alimentation exclusivement azotée. L'organisme élabore, d'après ses procédés spéciaux, les principes tirés des aliments nécessaires à son entretien et à son fonctionnement. L'économie animale pourrait donc se passer, ainsi que le font remarquer Alquier et Drouineau, de toute matière alimentaire sucrée pour l'élaboration de son sucre physiologique. En tout cas, le régime alimentaire n'a aucune influence sur la quantité et la qualité du sucre de l'organisme dans les conditions de vie normale.

Dans quelle partie de l'organisme le sucre se forme-t-il? Cl. Bernard fut le premier à démontrer le rôle du foie dans la production de sucre organique. Mais si cette fonction du foie existe en dehors de toute alimentation sucrée, elle subit

____

(1) *Semaine médicale*, 1894.

cependant une recrudescence au moment de l'absorption intestinale. De plus, le sucre du foie disparaît plus rapidement chez les sujets en activité que chez les sujets au repos; le mouvement et l'entretien de la chaleur sont une des causes les plus actives de la consommation du sucre par l'organisme.

Ce fut en 1857 que Cl. Bernard découvrit la matière glycogène qui, par transformation, donne naissance au sucre du foie; il signala plus tard la présence du glycogène dans les muscles.

Ainsi donc, l'animal fabrique réellement et de toutes pièces sa propre matière sucrée qui est indépendante de son genre d'alimentation. Mais la matière sucrée diminue avec la privation d'aliments; la glycogenèse peut disparaître avec une inanition persistante, car la matière sucrée se détruit incessamment dans l'économie. L'alimentation, si elle ne commande pas la production du sucre dans l'économie, donne donc néanmoins à l'organisme les éléments dont il a besoin pour élaborer sa matière sucrée, matière première nécessaire à l'activité glycogénique.

Arrivée au foie, cette matière est transformée par un travail de synthèse d'abord en glycogène, sucre transitoire, puis, avec un intervalle variable, en sucre véritable qu'on retrouve dans le sang en quantité plus ou moins grande, selon les besoins de l'économie. Nous comprenons ainsi la présence constante du sucre dans le sang, le mécanisme régulateur de sa production par rapport à sa destruction.

Quoi qu'il en soit, le glycogène, source de glycose, est très répandu dans l'organisme et, en ce qui concerne la question que nous traitons, c'est surtout le glycogène du foie et celui des muscles qui nous intéressent; l'un et l'autre, bien que de composition un peu différente, peuvent se transformer en glycose.

D'une façon générale, la teneur de l'organisme en glycogène est soumise à des variations sans nombre. Cependant, d'après Boehm, l'ensemble des muscles contient à peu près la même quantité de glycogène que tout le foie, environ 150 grammes en moyenne. Cette quantité varie selon plusieurs facteurs dont les principaux sont : l'alimentation et le travail musculaire.

Le foie emmagasine le glycogène pendant toute la durée de la *digestion*, les muscles l'emmagasinent un peu plus tard, de vingt à vingt-quatre heures environ après l'absorption intestinale.

Au cours du *travail musculaire*, le glycogène diminue progressivement et disparaît si le travail se prolonge. C'est M. Chauveau qui, dès 1856, en apporta la démonstration pour le glycose. Cette diminution de la quantité du glycogène se fait aussi bien dans les muscles que dans le foie.

Sucre du sang. — Le sang contient, nous l'avons vu, normalement du glycose. La quantité en est variable suivant l'alimentation et l'état de repos ou d'activité de l'organisme; elle varie également suivant la nature du sang, artériel ou veineux. M. Chauveau a montré que le sang veineux contient moins de glycose que le sang artériel. Cette notion a une importance considérable par sa signification physiologique. De plus, le sucre varie dans les veines suivant que l'organe dont elles émanent est au repos ou en activité physiologique. Il est en quantité plus grande dans les veines qui arrivent ou partent du foie que dans celles qui sont loin de cet organe ; le sang peut, en effet, s'enrichir en sucre d'une part au niveau de l'intestin pendant la digestion et ensuite au niveau du foie, en dehors de l'absorption intestinale, du fait de la transformation du glycogène hépatique en glycose.

De nombreuses causes font varier la teneur du sang en sucre : une alimentation riche en hydrocarbones l'augmente; un travail musculaire exagéré, l'inanition la diminuent, du moins passagèrement, car rapidement la quantité de sucre du sang redevient normale grâce à un mécanisme régulateur qui maintient l'équilibre entre la production et la consommation du sucre: c'est à ce mécanisme qu'on a pu donner le nom de *fonction glycémique*, et la *glycémie* est l'état du sang contenant une teneur normale de sucre chez l'individu sain.

L'exagération ou la diminution de la glycémie donne naissance à l'*hyperglycémie* ou à l'*hypoglycémie*. La première est la plus importante à considérer dans cette étude et la plus facile à suivre grâce à la *glycosurie* qui l'accompagne. Il est, en effet, de règle, que l'hyperglycémie se traduise par la présence de sucre dans les urines.

L'hyperglycémie peut se présenter dans des cas physiologiques ou pathologiques multiples. Le seul qui nous intéresse est celui de l'hyperglycémie et de la glycosurie puerpérales. J'y reviendrai plus longuement en examinant l'état de la femme enceinte à la fin de la grossesse. Disons, dès à présent, qu'il est de règle de trouver à la fin de la grossesse du sucre dans les urines, principalement dans les jours qui précèdent l'accouchement, surtout dans quelques conditions spéciales. Pour Charrin, le foie des femelles pleines contient plus de glycogène que celui des femelles normales, et l'organisme, en état de nutrition retardée, ne consomme pas le sucre en quantité suffisante. A mon avis, cette hyperglycémie est pour ainsi dire physiologique et providentielle, en ce sens qu'elle traduit une mise en réserve de sucre qui devra servir à un travail intense, exagéré, mais passager, qui est le travail de l'accouchement. Et cette hyperglycémie se traduit non seulement par la glycosurie, mais encore par la fréquence du pouls et une élévation de la pression sanguine. Albertoni a montré, en effet, que l'hyperglycémie (par absorption du sucre par la bouche, par exemple) augmentait la fréquence du pouls et élevait la pression sanguine par la dilatation des vaisseaux sous l'influence du sucre. Le sucre est ainsi un modificateur et un stimulant de l'état fonctionnel du système circulatoire.

On a donné diverses explications de l'état du pouls à la fin de la grossesse et après l'accouchement, pouls dur, pressé, fréquent au moment de l'accouchement, pouls ralenti au contraire dans les premiers jours qui suivent la délivrance. L'hyperglycémie de la fin de la grossesse, arrivée à son maximum au moment de l'accouchement, me paraît expliquer ainsi l'état de fréquence du pouls; sa disparition après l'accouchement (le sucre, sous forme de lactose, se trouvant utilisé par les seins ou passé par les urines) peut nous faire comprendre pourquoi le pouls se ralentit. C'est une hypothèse qui n'a, je crois, été émise par aucun des auteurs qui ont étudié cette question. Peut-être même l'hyperglycémie de la fin de la grossesse est-elle encore cause, par l'intermédiaire de la circulation, des troubles urinaires de cette période et nous explique-t-elle les fréquentes émissions d'urine chez la femme dans les jours précédant immédiatement le travail de l'accouchement ; comme dans beaucoup d'états pathologiques, le sucre serait ici également diurétique. L'hyperglycémie qui précède le travail de l'accouchement se traduirait donc par la glycosurie, la fréquence du pouls, la tension artérielle augmentée et la pollakiurie.

Formation du glycogène aux dépens des matières hydrocarbonées. — Les hydrocarbones et surtout le sucre sont les principaux générateurs du glycogène hépatique et du glycogène musculaire qui nous intéresse spécialement. ·

Quelles sont les voies d'absorption des hydrocarbones et des sucres alimentaires? Que l'on fasse ingérer du glycose, du lactose ou du saccharose, ces substances commencent à être absorbées faiblement au niveau de la bouche et de l'estomac; c'est dans l'intestin et dans l'intestin grêle surtout que cette absorption est le plus intense. Elle se fait là uniquement par la voie sanguine, les capillaires intestinaux et le système de la veine porte; aussi l'importance alimentaire de ces substances est-elle considérable, car elles apportent rapidement au foie et aux muscles, par l'intermédiaire de la circulation, la matière sucrée toute formée. Mais si le glycose est ainsi directement absorbable, passe dans le sang et arrive au foie sans modification aucune, le saccharose et le lactose sont invertis par un ferment digestif et ne sont absorbés que sous forme de glycose et de lévulose.

En somme, c'est sous forme de glycose que les divers sucres, quelle que soit leur composition primitive, passent dans la circulation et se retrouvent dans le sang qui arrive au foie et aux muscles. Au niveau du foie ils sont arrêtés et transformés en glycogène (Cl. Bernard, Luchsinger, Külz, Voit). Le glycogène des muscles n'augmente que lorsque le glycogène hépatique a déjà atteint un taux assez élevé, c'est-à-dire six à huit heures après le repas; cette augmentation, au lieu d'être lente, comme pour le glycogène hépatique, est au contraire très rapide. Le maximum du taux de glycogène musculaire est atteint seulement seize à vingt heures après l'ingestion du sucre; il diminue d'ailleurs de nouveau assez rapidement et revient à son taux primitif au bout de quarante-huit heures environ.

Les expériences de Laves et celles de Külz ont montré que le glycogène musculaire pouvait se former directement aux dépens du glycose du sang, sans l'intervention du foie. Tous les faits concordent pour établir que les tissus musculaires reconstituent leur réserve de matière sucrée aux seuls dépens du sucre du sang. Si le sang cesse d'apporter du sucre, le glycogène diminue de suite dans les muscles.

Quoi qu'il en soit, avant d'être utilisé par le muscle, le glycose du sang doit nécessairement se transformer d'abord en glycogène. Comment se fait cette évolution du glycose en glycogène? C'est un problème encore incomplètement élucidé. Il y a là un acte de synthèse, doublé de phénomènes de déshydratation qui se fait probablement par l'intermédiaire d'une diastase inconnue jusqu'à aujourd'hui. Tout ce qu'il est permis d'affirmer c'est que, quelle que soit la nature du sucre primitif, le produit, le glycogène est, lui, unique, doué de propriétés presque invariables. La transformation du sucre sanguin en glycogène est d'ailleurs elle-même limitée par la contenance du muscle, par son état physiologique de repos ou d'activité, par la saturation de l'économie dans le cas de ralentissement de la nutrition.

C'est ce qui se produit, ainsi que je l'ai déjà expliqué, chez la femme enceinte, surtout à la fin de la grossesse; le muscle étant saturé de glycogène, la transformation du sucre sanguin en glycogène ne se fait plus; il y a hyperglycémie et à sa suite glycosurie.

Ce n'est pas tout. Nous savons, depuis les recherches de Cl. Bernard, que le glycogène n'est qu'un état transitoire des matières sucrées de l'organisme. Pour être utilisé, il doit nécessairement se retransformer en glycose. Cette fonction existe avec une intensité très marquée dans le foie; le muscle, lui aussi, est apte à produire du glycose. M. Cadéac et Maignon en ont apporté la démonstration. La glycogenèse est par cela même non pas une fonction hépatique, mais une fonction très générale de l'organisme. Les tissus, comme le foie et les muscles où se localisent de préférence les dépôts de glycogène, sont précisément ceux chez lesquels la faculté de produire le glycose se manifeste avec le plus d'intensité.

Formation du lactose. — La formation du lactose, qu'on trouve à la fin de la grossesse dans les urines de presque toutes les femmes enceintes, est intimement liée à celle du glycose. Comme nous allons le voir, la mamelle est l'organe producteur du lactose et en emprunte les matériaux au glycose que lui apporte le sang.

Ainsi que nous l'avons vu, le glycose est le sucre normal du sang. Or, quand la glande mammaire fonctionne à la fin de la grossesse et surtout après la délivrance, le liquide qu'elle excrète contient du lactose ; si la glande fonctionne incomplètement, le lactose est en partie éliminé par les urines, il y a lactosurie. Le lactose est-il formé par la glande mammaire elle-même aux dépens d'une substance lactogène qui serait au lactose ce que le glycogène est au glycose ? Schützenberger a montré l'impossibilité d'une telle hypothèse.

Il est plus logique de penser que le lactose est formé par la glande mammaire, aux dépens du glycose du sang. Il existe, nous le savons, à la fin de la grossesse, une hyperglycémie souvent intense ; elle peut se traduire avant le début de la fonction mammaire par de la glycosurie ou par de la lactosurie quand la glande commence à fonctionner. Ses relations avec le travail de l'accouchement sont certaines ; j'y reviendrai. La glande mammaire en fonction, éliminant du lactose par le lait, débarrasse par conséquent l'économie de son excès de sucre et diminue l'hyperglycémie et par suite la lactosurie ; c'est un moyen qu'emploie la nature pour ramener à son taux normal le sucre du sang.

Expérimentalement Porcher a démontré la formation du lactose aux dépens du glycose sanguin. Après ablation des mamelles chez des femelles en pleine lactation, il a constaté dans les premières heures qui suivent l'opération que les urines qui ne réduisaient pas auparavant deviennent fortement glycosées (30 à 45 grammes de glycose par litre) ; à ce

moment existe également une importante hyperglycémie. Le
taux de la glycosurie baisse d'ailleurs rapidement; elle disparaît en moins de quarante-huit heures.

Ce rôle de la glande mammaire dans la production du lactose aux dépens du glycose est non moins net après la délivrance chez des animaux privés de leurs mamelles. L'accouchement qui se fait normalement chez des chèvres privées de
leurs mamelles provoque une glycosurie intense (Porcher).
Ainsi donc dans les deux séries d'expériences, la mamelle
faisant défaut, il y a eu glycosurie, le sucre du sang n'ayant
pu être transformé en lactose et n'ayant pu être éliminé par
les mamelles.

La mamelle est donc l'intermédiaire nécessaire pour la
formation du lactose aux dépens du glycose du sang. Et Porcher ajoute judicieusement que, plus la glande mammaire est
active et produit et excrète le lactose en plus forte quantité,
plus elle nécessite par là même une plus grande quantité de
glycose sanguin et par suite une activité glycogénétique plus
considérable de la part du foie.

Rôle physiologique du sucre. — Nous venons de voir
comment se forment le glycose et le lactose. Que deviennent-
ils après leur passage dans la circulation générale ? Ils sont
détruits par les tissus au repos et surtout les tissus en activité.
Le premier, M. Chauveau a constaté que le sang veineux est
toujours moins riche en sucre que le sang artériel, preuve
certaine de la destruction du sucre dans les tissus. Dans l'intervalle des repas, on observe encore la diminution du glycogène dans le foie sans que le glycose sanguin n'augmente. Il
faut donc supposer que le sucre en excès provenant de la
transformation du glycogène en glycose a été rapidement
consommé. Enfin MM. Lépine et Barral ont démontré que si
l'on ne renouvelle pas la provision de sucre, le sang, examiné
à intervalles plus ou moins rapprochés, s'appauvrit graduel-
lement en sucre.

C'est que les tissus travaillent physiologiquement, même en
ne produisant aucun résultat appréciable à nos moyens d'investigation. C'est ainsi que le muscle reste toujours dans un
état de contraction latente, qu'on appelle tonus pour les

muscles à fibres striées et rétraction pour les muscles à fibres lisses. Bien que ne se contractant pas au sens vrai du mot, le muscle travaille cependant physiologiquement (Chauveau). Mais c'est surtout dans la période d'activité que les tissus et les muscles en particulier consomment le sucre, soit le glycose venu directement du sang, soit le glycose d'abord emmagasiné sous forme de glycogène musculaire, puis retransformé en glycose. La démonstration en a été donnée par M. Chauveau et Kaufmann.

Ces auteurs ont comparé les réactions chimiques qui se produisaient à l'état de repos et à l'état d'activité dans deux tissus différents chez le cheval: d'une part une glande, la parotide, d'autre part un muscle, le masséter.

Au repos ils ont trouvé que c'est dans le muscle que disparaît le plus de sucre et qu'est absorbé le plus d'oxygène et éliminé le plus d'acide carbonique. Il semble donc y avoir, disent-ils, proportionnalité entre l'intensité des réactions chimiques qui se passent dans les tissus et la disparition du glycose dans le système capillaire du même tissu.

En activité il était à présumer que les phénomènes chimiques devenant plus intenses, le muscle en expérience consommerait plus de glycose qu'au repos. C'est en effet ce que M. Chauveau et Kaufmann ont constaté. Au cours du travail d'insalivation et de mastication, le masséter du cheval consomme environ quatre fois plus de glycose que le muscle au repos, ce que traduit le volume d'oxygène absorbé, vingt fois plus grand qu'à l'état de repos et celui de l'acide carbonique produit, près de trente-six fois plus élevé qu'au cours du repos.

En même temps que diminue le glycose du sang, le glycogène musculaire disparaît également en partie sous l'influence du travail du muscle. C'est ce que démontrèrent les expériences de Nasse, Külz, Chandelon, Manche. Le muscle consomme en effet pendant le travail plus de glycose que le sang ne lui en peut donner, tandis qu'au repos il fixe plus de sucre qu'il n'en dépense réellement. Il faut donc admettre que, durant la période d'inactivité, le sucre du sang en excès est emmagasiné par le muscle sous forme de glycogène et que, pendant la période d'activité c'est aux dépens de cette réserve de glycogène que se produisent les éléments nécessaires au surcroît de combustion dont nous venons de parler. C'est d'ailleurs ce que confirment les recherches de Chandelon, ainsi que celles de Morat et Dufour.

Chandelon a constaté que le glycogène finit par disparaître des muscles anémiés par la ligature de leurs vaisseaux et qui ne reçoivent ainsi plus de sang et par conséquent plus de sucre. Le tonus musculaire est donc une cause déjà active de dépense de glycogène.

Morat et Dufour sont arrivés de même, par une tétanisation prolongée, à faire perdre aux muscles de la cuisse d'un chien, jusqu'à 80 pour 100 de leur glycogène. Au lieu de $0^{gr},27$ de glycose au repos, les muscles consommaient $1^{gr},62$ pendant leur contraction.

Par une autre expérience, ils montrèrent que *les muscles anémiés et fatigués retiennent*, si on vient à y rétablir la circulation, *une quantité de glycose bien supérieure à celle que la contraction aurait consommée dans les conditions ordinaires.* Les tissus mettaient à profit cet excès de glycose pour reformer leur réserve de glycogène.

Ainsi donc, pendant le travail, le muscle consomme les hydrates de carbone venus directement du sang à la suite de l'absorption intestinale ou ceux mis en réserve sous forme de glycogène.

Rubner a cherché à trouver une preuve pour ainsi dire clinique de l'influence des hydrocarbones sur le travail musculaire. Il a calculé l'énergie qu'apportent les albuminoïdes, les graisses et les hydrocarbones aux divers âges de la vie. Pour ces derniers qui seuls nous intéressent, il a montré que leur consommation est en rapport direct avec la dépense de l'énergie aux divers âges. Si on représente la quantité d'hydrocarbones du nouveau-né par 28,4, elle sera de 51,5 chez l'enfant de deux à trois ans, de 66,9 chez l'adulte chez qui l'énergie atteint son maximum, de 60,7 chez le vieillard chez qui l'énergie diminue. La consommation d'hydrocarbones est donc pour ainsi dire proportionnelle au travail à produire.

On conçoit ainsi l'importance capitale des hydrocarbones dans l'alimentation du muscle pendant le travail. Quand l'organisme est saturé d'hydrocarbones à la suite d'un repas riche en matières sucrées ou en féculents, c'est presque exclusivement à leurs dépens que s'accomplit le travail. *Il en est également toujours ainsi au début du travail, quand la réserve en sucre de l'organisme suffit à alimenter les muscles en activité.* Quand la réserve en glycogène se trouve en partie consommée et si l'organisme ne reçoit pas de nouveaux hydrocarbones par la digestion, le travail s'accomplit alors aux dépens des graisses d'abord et des matières azotées ensuite. Dans ce dernier cas, il se fait généralement aux dépens des trois catégories de substances organiques. D'ailleurs il est probable que pour être utilisés par les muscles, les graisses et les protéiques sont transformés en sucre par le foie; ce serait en dernière analyse toujours le sucre qui serait le facteur de l'énergie musculaire.

En somme, comme le disent Alquier et Drouineau, « dans les conditions ordinaires de travail et d'alimentation, ce sont les hydrates de carbone qui constituent le charbon normal et usuel du moteur animé ».

Mais il restait encore à démontrer de quelle manière se trouvait utilisé le sucre, source de l'énergie musculaire. Cl. Bernard pensait que le sucre du sang subissait la fermentation lactique et que brûlé dans les tissus par l'oxygène du sang il se transformait finalement en eau et en acide carbonique. Cette fermentation du sucre dans les tissus a été confirmée par des recherches récentes de Stoklasa et Cerny. Quoi qu'il en soit, *le glycose* qui hors de l'organisme s'oxyde très facilement, *disparaît également dans le muscle par oxydation directe en produisant de l'eau et de l'acide carbonique*, et en donnant naissance par ces réactions chimiques au travail musculaire.

Ainsi pouvait-on suivre les transformations successives de la matière sucrée dans l'organisme, depuis sa forme de réserve, le glycogène, jusqu'à sa forme d'utilisation, en passant par la forme qu'on pourrait appeler circulante dans l'économie, grâce à sa solubilité dans le sang, et qui est le glycose.

Conséquences pratiques. — Le sucre étant l'aliment usuel que le muscle absorbe pour produire du travail, il est nécessaire que l'organisme en ait toujours une quantité suffisante en réserve. « On ne peut, disent Alquier et Drouineau, mieux préparer les organes en vue de l'exécution d'un travail long et pénible, qu'en les imprégnant d'une abondante réserve de glycogène et en saturant autant que possible de glycose le liquide nutritif qui les baigne. » Dans ces conditions, les hydrocarbones suffiront, en dehors des graisses ou des protéiques, à la dépense d'énergie. *C'est ce qui se présente chez la femme enceinte, au début du travail.* L'organisme est alors saturé de matières hydrocarbonées; il y a hyperglycémie et présence de sucre dans les urines (glycosurie et lactosurie). Si le travail est de durée normale, le glycose du sang suffira ; sinon, il est nécessaire, nous le verrons, d'apporter à l'utérus de nouvelles charges hydrocarbonées sous forme de sucre absorbé directement.

Les expériences de Chandelon, Morat et Dufour ont d'ailleurs, nous l'avons vu, mis en relief ce fait que les membres tétanisés retiennent dans le sang une grande quantité de sucre pour renouveler leur provision de glycogène épuisée par le travail déjà accompli. L'ingestion de sucre devait donc, théoriquement, reconstituer une réserve hydrocarbonée au muscle, lui permettre de continuer et de terminer le travail ralenti ou de se préparer à un nouveau travail.

La clinique m'a permis également, dès mes premières recherches, de vérifier le fait pour le muscle utérin.

Et ce résultat a d'autant plus d'importance chez la femme enceinte que l'organe qui, en dehors de la grossesse, joue vis-à-vis du sucre le rôle de magasin de réserve, que le foie a perdu, en partie du moins, à l'approche du terme, près du travail, la propriété de retenir le sucre. Or, le foie normal déverse à mesure des besoins de l'organisme une partie de son glycogène proportionnelle à la consommation du muscle en sucre. Pendant le travail de l'accouchement au contraire, le foie ayant retenu incomplètement le sucre, il arrive que le muscle, après avoir consommé la totalité du sucre de la circulation générale, ne trouve plus dans la réserve glycogénique du foie un renfort suffisant et nécessite pour continuer à fonctionner l'apport de sucre par l'absorption intestinale.

Nous savons, en effet, combien est rapide la pénétration des substances solubles et spécialement celle des sucres assimilables par les capillaires de l'intestin.

Ainsi donc, que le sucre passe directement dans la circulation générale par les capillaires de l'intestin, ou s'arrête tout d'abord pour être fixé et mis en réserve par le foie, il constitue en dernière analyse l'aliment dynamique par excellence. L'instinct pousse l'organisme humain à s'alimenter d'autant plus volontiers de féculents et de sucre qu'il est obligé de fournir un travail plus considérable. Il n'est donc pas déraisonnable d'avoir songé à donner un excès de sucre directement assimilable quand l'organisme est appelé à produire un surcroît de travail. En ingérant plus ou moins d'hydrocarbones, il peut accroître ou diminuer l'énergie dont il peut immédiatement disposer. Et il peut le faire d'autant plus rapidement que, d'après les expériences de Mosso, les hydrocarbones sont assimilés et utilisés plus vite que les albuminoïdes et les graisses ; ils sont plus combustibles que ces deux catégories d'aliments. Et il est juste d'ajouter, car ceci intéresse au premier chef notre sujet, que, parmi tous les hydrocarbones, ce sont les sucres qui sont utilisés le plus rapidement, beaucoup plus que les féculents par exemple. Les expériences de Mosso prouvent donc que *les sucres sont non seulement des aliments rapidement absorbés, mais également des aliments rapidement utilisés.*

Rapidité d'absorption du sucre. — On conçoit l'importance de la rapidité d'action et par conséquent d'absorption du sucre comme ocytocique. C'est là une condition essentielle de son emploi. La clinique est ici encore d'accord avec l'expérimentation ; toutes deux nous démontrent que les sucres, sous certaines conditions de dilution, sont rapidement absorbés.

Les expériences d'Albertoni faites à ce sujet sur le chien ont fixé le degré de rapidité d'absorption des sucres. Les diverses substances sucrées en solutions de concentration variée étaient administrées après un jeûne de vingt-quatre heures environ. Albertoni trouve ainsi que le glycose, sucre physiologique du sang, était absorbé en une heure à la dose de 60 grammes environ sur 100 grammes ingérés, mais que le maltose et surtout le saccharose disparaissaient encore plus facilement et plus rapidement; en une heure, 70 à 80 grammes de saccharose sur 100 étaient absorbés. Il avait en outre remarqué que l'absorption était plus considérable immédiatement après le repas que pendant les heures qui suivent, ce qui prouvait que lorsque l'organisme est saturé jusqu'à un certain point de sucre, celui-ci pénètre moins rapidement.

Quant au lactose, il était beaucoup moins bien absorbé que le saccharose, le maltose ou le glycose. L'expérience prouvait donc que, parmi les sucres, c'était le saccharose ou sucre de canne, sucre du commerce, qui s'absorbait le plus facilement et le plus rapidement.

Par quelles voies se fait l'absorption des sucres? Elle commence dans l'estomac. Smith Meade a établi que dans l'estomac de la grenouille les solutions concentrées de sucre disparaissaient plus rapidement que les solutions étendues. Anrep constata sur les chiens les mêmes phénomènes d'absorption stomacale.

Mais c'est surtout par les capillaires de l'intestin et la veine porte que se fait l'absorption des sucres.

Seegen et von Mering ont toujours constaté une augmentation considérable du sucre dans le sang porte au moment de la digestion des féculents. De la veine porte le sucre absorbé passe soit par le foie et s'y fixe sous forme de glycogène, soit directement dans la circulation générale en suivant les anastomoses porto-sus-hépatiques bien décrites par Cl. Bernard et par Sabourin. Il emprunte cette dernière voie surtout entre les repas, quand le foie est saturé de glycogène et il arrive ainsi directement aux muscles où il donne du glycogène musculaire pendant la période de repos ou bien se trouve immédiatement utilisé pendant le travail sous forme de glycose.

Albertoni a également prouvé par ses expériences que, durant l'absorption du sucre, la densité du sang augmente sensiblement; elle s'accroît d'autant plus que la solution de sucre est plus concentrée et par suite plus complètement absorbée. Cette augmentation de la densité du sang coïncide avec la période durant laquelle se produit le maximum

d'absorption, c'est-à-dire pendant l'heure qui suit l'ingestion ;
elle diminue ensuite et redevient normale, trois heures
environ après le repas, au moment où tout ou presque tout le
sucre est absorbé. Il y a donc après l'ingestion du sucre,
d'abord une phase d'hyperglycémie passagère qui agit, d'après
Albertoni, sur la circulation et la sécrétion urinaire.   .

Chez l'homme, l'administration par la bouche de 100 grammes de sucre de canne produit en effet une augmentation de
quatre à huit pulsations, quelquefois moins d'un quart d'heure
après l'ingestion. La pression sanguine s'élève en même
temps de 15 à 20 millimètres de Hg. Sous l'action du sucre les
vaisseaux se dilatent, la circulation devient plus rapide, le
volume d'urine augmente. Arrous a conseillé en thérapeutique l'emploi des injections de glycose ou de saccharose
dans le but de provoquer une diurèse abondante et immédiate ; le sucre est ainsi un véritable modificateur et un
stimulant de l'état fonctionnel du système circulatoire. Il excite
la circulation au travail et influence utilement la nutrition.

Ce qui est intéressant à retenir de cette étude sur l'absorption
des sucres, ce sont les deux conditions suivantes qui com-
mandent la rapidité de cette absorption : l'une, essentielle,
qui est de *donner le sucre dans l'intervalle des repas*, la seconde
de *l'administrer en solutions concentrées*. Hédon, après Cl. Bernard, a démontré l'importance des solutions peu étendues.
C'est en me basant sur ces connaissances physiologiques
que *j'ai préconisé* dans mes expériences cliniques *le sucre en
solutions très concentrées, presque sirupeuses*.

En outre, des divers faits d'expérimentation, il faut retenir
ceci, à savoir : que le sucre en excès, non transformé en
glycogène hépatique, dépasse le foie quand l'organisme produit du travail et qu'il entretient directement l'activité
musculaire, *qu'il est ainsi possible d'utiliser presque à volonté
l'aptitude de l'organisme à la production du travail*. La rapidité
avec laquelle le sucre intervient doit permettre de penser que
sa combustion peut être immédiate ; cette propriété n'exclut
d'ailleurs en rien la mise en réserve du sucre ; quand il n'y a
pas travail, il se dépose alors dans le foie, les muscles et tous
les tissus en général, sous forme de glycogène ou de graisse.

Toxicité des matières sucrées. — Le sucre est-il une
substance inoffensive? Est-il possible de le donner sans danger, surtout à un organisme en état de nutrition ralentie,
comme celui de la femme enceinte à terme ou en travail?
Arrous a déterminé cette toxicité sur le lapin et les résultats
donnés dans sa thèse (1) montrent que les sucres sont
des substances exemptes de toxicité. Pour provoquer une
mort immédiate, il faut par kilogramme d'animal 31 grammes de sucre de canne ou 35 grammes de lactose ou
25 grammes de glycose. Chez un homme de 70 kilogrammes,
on voit que le sang pourrait, sans qu'il s'ensuivît d'accidents
mortels, contenir momentanément 1200 grammes de sucre.
Normalement il n'y en a pas plus de $7^{gr},5$ en solution dans le
plasma. On conçoit donc qu'il soit possible d'augmenter sans
danger les quantités normales de glycose du sang et des tissus.
Nous verrons d'ailleurs qu'en réalité il n'est pas nécessaire de
faire ingérer beaucoup de sucre pour obtenir un résultat dans
le travail de l'accouchement. Comme je l'ai démontré en
clinique, les doses moyennes ou les petites doses sont supérieures aux fortes doses prises en une fois.

***Influence expérimentale du sucre sur l'énergie mus-
culaire.*** — Ces recherches, qui ont eu précisément pour
résultat de fixer les quantités de sucre nécessaires pour
influencer l'énergie musculaire, ont été faites à l'aide de l'er-
gographe de Mosso. Vaughan Harley démontra ainsi l'accrois-
sement du pouvoir musculaire par consommation du sucre.
Mais ce furent surtout Mosso et Paoletti qui trouvèrent des
résultats intéressants au triple point de vue des quantités de
sucre à ingérer, du degré de concentration des solutions et de
l'influence du fractionnement des doses, c'est-à-dire de l'espa-
cement de l'ingestion des doses de sucre.

Avec une forte dose de sucre (100 grammes dans 50 centimètres cubes d'eau) ingérée en une fois, l'énergie musculaire
n'est pas sensiblement influencée. Des doses moyennes de 30 à
60 grammes de sucre, prises en une fois, restituent l'énergie
du muscle fatigué beaucoup mieux que des doses plus consi-

____

(1) Arrous, thèse de Montpellier, 1900.

dérables. La dilution du sucre dans six à dix fois son poids
d'eau produit l'effet le plus sensible. L'influence maxima du
sucre se manifeste alors de trente à quarante minutes après
l'ingestion ; quelquefois même elle se produit au bout de
dix minutes.

Les faibles doses (5 à 20 grammes de sucre) seraient particulièrement favorables.

En résumé, comme l'a dit Mosso, « les doses minimes et
moyennes de sucre (de 5 à 60 grammes), prises en une seule
fois, développent dans le muscle fatigué le maximum d'énergie.
Si les doses sont supérieures à 60 grammes la production du
travail diminue dès que la quantité de sucre ingérée augmente.
Avec les doses moyennes, le muscle est capable d'un effort
plus considérable.

De la quantité d'eau qui sert de véhicule au sucre dépend
l'influence heureuse de ce dernier sur le muscle. Le muscle
produit le maximum de travail mécanique quand le sucre est
pris à petites doses, de 5 à 15 grammes de dix en dix minutes.
C'est là le meilleur moyen de restituer au muscle l'énergie
qui lui a fait perdre le travail. La rapidité du phénomène est
remarquable. Cinq ou dix minutes après l'ingestion du sucre,
l'état du muscle est déjà amélioré.

L'influence est donc maxima après l'emploi des doses
moyennes..... Cette heureuse influence se manifestera, nous
l'espérons, dans le domaine de la thérapeutique pour stimuler, par exemple, les contractions de l'utérus au cours de
l'accouchement. »

État spécial de la femme enceinte. — Le rôle du sucre
dans l'organisme normal est-il comparable à son rôle dans un
organisme anormal, presque pathologique, tel qu'est celui de
la femme enceinte arrivée à terme, au moment d'accoucher ?
Une étude rapide nous permettra de répondre par l'affirmative.

Deux faits dominent cette étude : l'un est la présence dans
le sang et dans les tissus de la femme enceinte à terme d'un
excès de sucre ; l'autre est le ralentissement de la nutrition
qui caractérise cette même période.

Blot avait signalé dès 1857 la présence du sucre dans les
urines des femmes enceintes ; il le trouvait dans la moitié des

cas. En réalité, c'est exceptionnel. C'est ainsi que sur 19 femmes suivies durant la grossesse (1), je n'ai trouvé du sucre dans les urines que quatre fois seulement et cela dans des conditions spéciales sur lesquelles je reviendrai. Sur ces 4 cas j'en ai observé 2 dans les heures qui ont précédé l'accouchement. Gubler avait déjà vu cette glycosurie précédant le travail et l'avait rattachée à une suractivité de la glande mammaire. A vrai dire, il n'en est rien, à mon avis du moins. La présence du sucre dans les urines à la fin de la grossesse, avant l'accouchement, me paraît liée à l'hyperglycémie arrivée à son apogée. Cette hyperglycémie s'accompagne non seulement de la présence du sucre dans les urines, glycose ou lactose, ce qui est en réalité rare, mais, ainsi que l'a montré Albertoni dans les expériences que j'ai déjà rappelées, d'une augmentation de la fréquence du pouls et d'une élévation de la pression sanguine rattachées à tort l'une et l'autre aux contractions du travail et aussi de pollakiurie, qui est si constante avant tout début de travail.

Mais à quoi tient cette hyperglycémie de la fin de la grossesse, hyperglycémie telle que les tissus baignent dans un véritable « sirop » ?

Elle peut s'expliquer, d'une part, par l'état du foie chez la femme enceinte arrivée à la fin de la grossesse et, d'autre part, par l'état de nutrition ralentie qui caractérise cette période.

Le foie subit pendant la grossesse des altérations au point de vue histologique et au point de vue physiologique. Histologiquement, ainsi que l'avait montré Tarnier dans sa thèse de doctorat, le foie est le siège d'une transformation graisseuse. Aussi ses fonctions sont-elles troublées, ainsi que le traduit l'examen des urines. La fonction glycogénique en particulier n'est plus normale ; le foie ne retient plus aussi parfaitement le sucre pour l'emmagasiner et le distribuer à l'organisme à mesure de ses besoins. Cependant cela paraît surtout exister quand une maladie se surajoute à la grossesse ou lorsque l'intoxication gravidique est arrivée à son stade

(1) KEIM, Recherches sur la glycosurie de la grossesse et de la puerpéralité (*Bulletin de la Soc. d'obst. de Paris,* nov. 1898, p. 307).

ultime. Sur les deux cas de glycosurie observés par moi
durant la grossesse sur 19 femmes examinées (en dehors des
deux autres pris dans les heures qui ont précédé le travail),
l'un était celui d'une cardiaque et l'autre celui d'une tuber-
culeuse avec hémoptysies. Guérin-Valmale a également rapporté une observation intéressante de glycosurie ante-partum
assez considérable (jusqu'à 23 grammes de sucre au litre)
chez une femme non diabétique, mais bacillaire ; la glycosurie
disparut d'ailleurs, comme il est de règle, après l'accouchement.

Dans l'auto-intoxication grave, dans l'éclampsie, le foie
n'emmagasine plus le sucre, il n'y a pas de glycogène dans le
foie éclamptique ; l'altération de la cellule hépatique la rend
inapte à fixer le sucre (Hanot). Aussi passe-t-il alors directement dans le sang et, s'il n'est utilisé, dans les urines ; il y a
hyperglycémie et glycosurie.

Il semble donc que la glycosurie qui accompagne l'hyperglycémie soit un signe d'auto-intoxication pendant la grossesse, soit quand l'organisme est suffisamment altéré par les
maladies surajoutées (tuberculose par exemple), soit quand
l'intoxication gravidique est proche de son maximum. Elle
existe d'ailleurs dans ces cas parallèlement avec l'urobilinurie,
l'indicanurie, l'albuminurie toxique et disparaît comme
celles-ci sous l'influence du régime lacté. Et cela est surtout
manifeste chez les multipares dont le foie a déjà subi les
altérations des grossesses antérieures.

Mais si la réalité de l'hyperglycémie est ainsi démontrée
dans l'organisme gravide pathologique, existe-t-elle également
dans l'organisme gravide normal ? En d'autres termes, le sang
et les tissus de la femme enceinte saine sont-ils aussi riches
en sucre que ceux de la femme enceinte malade ?

La grossesse modifie la nutrition ; elle retarde les échanges ;
les signes sympathiques qui l'accompagnent l'indiquent clai-
rement. On a vérifié expérimentalement (Zillessen, Araki)
cette idée que le ralentissement ou la diminution des oxy-
dations produit dans les organes du glycose. « Relativement
aux sucres, la richesse des tissus ou des humeurs augmente
notablement ; cette sorte de saturation de l'économie fait que

si l'on introduit des substances de cet ordre, les quantités retenues sont moins considérables » (Charrin et Brocard).

D'autre part, Charrin et Guillemonat ont trouvé que « le glycogène augmente pendant la grossesse ; cette augmentation
suit jusqu'au terme une marche sensiblement croissante et si
l'on fournit à l'organisme du sucre, ces accroissements sont
encore plus marqués ; les proportions de glycose éliminé par
les urines sont plus considérables chez les cobayes gravides.
Il semble donc que l'organisme consomme le glycose avec une
activité inférieure à celle qu'elle doit être ; la nutrition se
ralentit ».

En somme, à la fin de la grossesse normale, comme pendant
la grossesse pathologique, il y a excès de sucre dans l'organisme. Richesse glycogénique par nutrition ralentie et insuffisance hépatique expliquent l'hyperglycémie. Celle-ci peut
d'ailleurs se déceler facilement par l'*épreuve de la glycosurie
alimentaire*.

L'épreuve de la glycosurie alimentaire, en effet, est presque
toujours positive au cours de la grossesse (Keim, Brocard,
Leduc, Marquis). Presque toujours, par conséquent, il y a
lésion ou du moins annihilation passagère de la fonction du
foie, de l'aptitude de la cellule à fixer autant de glycogène
qu'à l'état normal.

Ainsi donc la glycosurie spontanée dans le cas de grossesse
pathologique et l'épreuve de la glycosurie alimentaire dans le
cas de grossesse normale démontrent l'existence de l'hyperglycémie chez la femme enceinte.

Celle-ci arrive à son apogée à la fin de la grossesse, avant le
travail. Elle peut à ce moment se traduire par la glycosurie,
la rapidité du pouls, l'augmentation de la pression artérielle,
la pollakiurie. Elle peut également ne pas donner lieu à de la
glycosurie. L'excès de sucre ne passe plus dans les urines,
mais est utilisé par un organe qui commence à fonctionner et
qui est la glande mammaire.

Les belles recherches de Porcher ont contribué à montrer
comment la glande mammaire en fonction utilise le sucre du
sang pour le transformer en lactose ; elles ont prouvé la présence de lactose non éliminé par la glande dans les urines

de la fin de la grossesse; cette lactosurie augmente à mesure qu'on avance vers le terme; elle a même permis de prévoir ainsi la date de l'accouchement.

Quoi qu'il en soit, la glande mammaire joue vis-à-vis de l'hyperglycémie gravidique le rôle d'une véritable soupape de sûreté. Grâce à elle, le sucre organique en excès trouve son emploi provisoire. Provisoire seulement, en effet, car dès le début du travail le sucre est employé par le muscle utérin en contraction. Il entretient la contraction musculaire; *il la provoque peut-être*. Ceci est difficile à démontrer; mais je crois **que l'hyperglycémie gravidique peut être le facteur ou l'un des facteurs encore inconnus du travail de l'accouchement.** Brown-Séquard avait pensé, en effet, que l'excès d'acide carbonique dans le sang utérin tenant au ralentissement de la nutrition devait être la cause du travail de l'accouchement. Or ne savons-nous pas que le sucre, par transformations chimiques successives, donne en dernière analyse de l'eau et de l'acide carbonique! J'espère que des recherches actuellement en cours apporteront peut-être la preuve exacte de cette opinion sur la cause du travail de l'accouchement que je suis le premier à formuler.

Ainsi s'expliquerait la présence d'un excès de sucre dans le sang et les tissus de la femme enceinte à la fin de la grossesse. Provocation de l'accouchement et entretien des contractions pendant la durée du travail normal, tel me paraît être le rôle du sucre organique. Nous comprenons par là même que, tant qu'il y a du sucre dans l'organisme, il est inutile d'y introduire des quantités nouvelles; que le sucre *ingéré* ne sert pas *avant* le travail quand l'organisme est encore saturé de sucre; qu'il n'est pas indispensable *au début* du travail quand le sucre organique est encore en proportions suffisantes, et nous comprenons par contre son efficacité quand, *après un travail musculaire prolongé*, la réserve en sucre de l'organisme est épuisée. Ces faits cliniques que j'ai été le premier à démontrer, nous les retrouverons dans les chapitres qui vont suivre.

Résultats cliniques. — Le sucre peut agir sur le travail de l'accouchement, soit qu'il soit absorbé *accidentellement*

comme chez les femmes employées dans les raffineries
de sucre, soit qu'il soit donné à *titre thérapeutique.* Les premiers cas sont les moins fréquents, aussi n'en dirons-nous
que quelques mots.

I. **Absorption professionnelle du sucre.** — C'est à propos de
deux faits concernant des raffineuses de sucre et suivis à
la maternité de Lariboisière, que j'ai fait avec Lehmann (1)
une enquête dans quelques raffineries parisiennes. De cette
enquête assez délicate, il nous a semblé qu'on pouvait tirer
deux conclusions importantes, à savoir : la première que les
raffineuses de sucre n'étaient pas prédisposées aux avortements ou aux accouchements avant terme, la seconde
qu'elles accouchaient rapidement d'habitude. Ces conclusions
confirmaient celles que donne l'emploi du sucre à titre
thérapeutique ; elles concordaient également avec les deux
faits observés par nous.

L'un concernait une IVpare, dont tous les accouchements
furent spontanés ; la durée du travail fut pour chacun très
courte : deux heures pour le premier, cinq heures pour le
second, trois heures environ pour le troisième et deux heures
pour le quatrième.

L'autre était celui d'une VIpare chez laquelle le travail fut
également chaque fois de très courte durée.

Toutes deux nous dirent avoir pu travailler au cours de
toutes leurs grossesses jusqu'aux heures précédant le travail
et n'avoir éprouvé que peu la fatigue de l'accouchement.
Il en est, paraît-il, d'ailleurs de même pour la plupart de
leurs compagnes d'atelier.

II. **Absorption thérapeutique du sucre.** — *Quel sucre prescrire ?*
— Dans ma première communication sur le sujet (2), j'avais
proposé de donner le lactose. Je m'étais basé sur ce fait que
le sucre de l'organisme était en partie transformé en lactose
au moment de l'accouchement, grâce au travail mammaire

(1) Keim et Lehmann, De l'action du sucre sur le travail de l'accouchement (*Ann. de la Soc. obstét. de France,* 1902, p. 110).

(2) Keim, Le lactose comme accélérateur physiologique du travail de l'accouchement (*Comptes rendus de la Soc. de Biologie,*
8 octobre 1898).

et qu'il était dès lors plus physiologique d'introduire dans l'organisme un sucre déjà transformé.

A la vérité, c'était là une conception plus théorique que réelle et cela pour les raisons suivantes : une partie du sucre sanguin se trouve, en effet, transformé en lactose, mais la plus grande partie demeure sous forme de glycose. D'autre part les expériences d'Albertoni nous ont montré que l'absorption est plus rapide pour le saccharose que pour le glycose et pour celui-ci que pour le lactose ; ce dernier était donc le plus lentement absorbé des divers sucres.

Ces considérations, auxquelles s'ajoute encore la facilité de trouver partout et à prix modique le saccharose ont fait que j'ai renoncé au lactose pour conseiller le sucre du commerce.

Comment prescrire le sucre? — Les données physiologiques rappelées dans les chapitres précédents nous ont appris que, pour agir sur le muscle, le sucre devait être donné à *petites doses*, en *solution concentrée* et *de suite ou très loin des repas.* Mosso et Paoletti ont démontré que les doses moyennes, inférieures à 60 grammes, développaient dans le muscle fatigué la plus grande énergie. Après divers essais, la dose que j'ai employée est de 25 grammes en une fois, c'est-à-dire de 5 morceaux de sucre du commerce qui, en moyenne, pèsent 5 grammes chaque. Cette dose m'a paru préférable à une dose plus faible (15 grammes) et équivalente en activité à une dose un peu plus forte. Bossi conseille 30 grammes dans 250 grammes d'eau, Payer 30 grammes dans 150 grammes d'eau.

Voici comment je fais donner le sucre : généralement j'ordonne trois doses de 25 grammes, avec un intervalle d'une demi-heure entre chacune d'elles. Chaque dose de 25 grammes est dissoute dans un demi-verre d'eau environ, aromatisée ou non selon le goût de la parturiente (rhum, cognac, menthe, citron, eau de fleurs d'oranger, etc.). Si la première ou la seconde dose produit un résultat suffisant, il est naturellement inutile de donner la suivante.

Il est en tout cas préférable d'administrer une dose nouvelle que d'en faire prendre une plus forte dès le début.

Rapidité d'action du sucre. — Pour qu'un ocytocique soit utilisé en temps opportun, il est nécessaire qu'il puisse être rapidement absorbé et agir vite. Or nous savons que les ocytociques médicamenteux sont absorbés et agissent lentement. En est-il de même de l'ocytocique-aliment, de l'ocytocique physiologique qu'est le sucre? L'expérimentation et la clinique répondent négativement. Le sucre, et en particulier le saccharose, est rapidement absorbé et rapidement utilisé.

Expérimentalement, en effet, Mosso a montré que les hydrocarbones sont assimilés et utilisés plus vite que les albuminoïdes et les graisses et qu'ils sont plus combustibles, et de tous les hydrocarbones, ce sont les sucres qui se trouvent être utilisés le plus rapidement.

Des divers faits d'expérimentation, il faut encore conclure ceci : que le sucre en excès, non transformé en glycogène, entretient directement l'activité musculaire et permet d'utiliser presque à volonté l'aptitude de l'organisme à la production du travail. La rapidité avec laquelle le sucre intervient doit permettre de penser que sa combustion peut être immédiate. Enfin Morat et Dufour ont prouvé expérimentalement que *les muscles anémiés et fatigués retiennent une grande quantité de glycose.*

Pratiquement, il semblait donc possible d'utiliser très vite le sucre ingéré pour la contraction du muscle utérin fatigué. C'est ce que la clinique m'a prouvé. Dans les faits observés par moi, le sucre agissait de dix minutes à une demi-heure. Bossi indique de vingt-cinq à quarante-cinq minutes, Payer de quinze à trente minutes. Je rappelle que ces résultats dépendent encore de deux conditions, c'est que le sucre soit donné en solutions très concentrées et entre les repas. Ces conditions sont faciles à observer dans la pratique obstétricale.

Quoi qu'il en soit, c'est surtout au moment d'élection tel que je le déterminerai dans le chapitre suivant, que le sucre agit rapidement. Donné trop tôt, au début de la période de dilatation par exemple, l'action du sucre se fait sentir plus tardivement; je l'ai vue retardée jusqu'à une heure, une heure quarante-cinq minutes. Dans ces conditions, son utilité est contestable.

Indications du sucre. — Quand prescrire le sucre ? Peut-il agir à n'importe quelle période du travail de l'accouchement ? Peut-il même être utilisé avant tout début de travail et servir à provoquer celui-ci ?

Pour répondre à ces diverses questions, il va nous suffire d'examiner les résultats cliniques et de les interpréter.

1° *Avant tout début de travail.* — Le sucre a peu d'influence sur le travail, il le hâte cependant (Keim, Marquis). Les femmes employées dans les raffineries de sucre accouchent bien, et, m'a-t-il semblé, en un temps moyen assez court ; mais je n'ai pas constaté chez elles une grande fréquence d'avortements ou d'accouchements prématurés (Keim et Lehmann).

Payer a fait prendre du sucre à haute dose à cinq femmes sur le point d'accoucher, mais chez lesquelles le travail n'était pas encore commencé, et dans tous ces cas, cinq à quinze heures après l'ingestion du sucre, des douleurs très énergiques sont apparues et l'accouchement s'est effectué rapidement. Pour trois femmes qui avaient seulement des fausses douleurs mais dont rien n'indiquait le début réel de l'accouchement, il aurait constaté, après l'administration du sucre, l'apparition de contractions utérines assez énergiques, insuffisantes cependant pour déterminer le travail.

Mes observations ainsi que celles de Marquis ne confirment pas ces résultats. Il ne m'a nullement paru obtenir un résultat appréciable en donnant le sucre avant tout début de travail. Tout au plus, le travail une fois commencé, ultérieurement et spontanément avait-il une évolution plus rapide que d'habitude.

Ces conclusions ne sont d'ailleurs nullement pour nous surprendre. Ne savons-nous pas, en effet, qu'à la fin de la grossesse, la quantité de sucre organique non utilisée est considérable, qu'il y a hyperglycémie avec ou sans glycosurie, mais toujours décelable par l'épreuve de la glycosurie alimentaire ? Il n'est donc nul besoin d'introduire dans les tissus une quantité nouvelle de sucre ; celui-ci n'agira que si la réserve hydrocarbonée est entamée ou épuisée, et cela seulement après un travail déjà accompli. Le sucre ne provoque donc pas le travail, il n'est pas abortif.

2° *Après début du travail, mais avant la dilatation du col.* — Ici encore le sucre ne donne que peu de résultats. Les premières contractions n'ont pas suffi en effet à consommer une grande partie du sucre organique. Celui-ci reste suffisant dans la majorité des cas pour la marche régulière du travail.

Payer a obtenu dans ces conditions neuf fois un résultat douteux; trois fois il lui a semblé que les douleurs avaient été plus intenses, mais seulement trois à six heures après.

Marquis n'a pas trouvé que le sucre donné avant le début de la dilatation accélère d'une façon notable la marche du travail. Cependant dans trois cas d'inertie précoce où les femmes éprouvaient des douleurs depuis quatre et trois jours, le sucre rendit temporairement de la force au muscle utérin. Il est à remarquer d'ailleurs qu'on serait obligé de donner une quantité de sucre relativement considérable, si on commençait à l'administrer dès le début du travail, et que la femme s'en fatiguerait bien vite avant d'arriver à la période du travail où le sucre serait réellement efficace.

J'ai cependant remarqué que chez certaines femmes fatiguées, qui ont eu une grossesse pénible ou compliquée, le sucre peut être prescrit utilement dès cette période, comme tonique général. Il se trouve, en effet, dans la pratique, des cas où la femme a depuis un certain temps des douleurs avec des contractions qui ne portent pas, soit qu'il y ait seulement un utérus irritable, soit qu'il y ait un obstacle à la dilatation ; bien qu'il n'y ait pas travail au sens proprement dit du mot, c'est-à-dire un résultat appréciable à nos moyens d'investigation, le muscle ne se contracte pas moins et consomme ses réserves. Le sucre peut dans ces conditions être donné utilement et pour aider l'utérus et pour soutenir l'état général de la femme.

3° *Au début de la dilatation.* — Si la période d'effacement évolue normalement et surtout si cette période se prolonge, a déjà duré plusieurs heures, le sucre augmentera rapidement l'intensité et la fréquence des contractions. Ainsi dans l'observation qui suit : une primipare de vingt-deux ans, à terme, a des contractions paresseuses, une tous les quarts d'heure.

En travail depuis ving-deux heures, elle a une dilatation

d'un franc qui ne progresse pas. A dix heures cinquante du matin je lui fais donner 25 grammes de sucre dans un quart de verre de lait. A onze·heures cinq, un quart d'heure après l'injection du sucre, il y a renforcement et accélération des contractions, d'abord une toutes les cinq minutes, puis rapidement une toutes les trois minutes. Le travail se termine en deux heures.

Dans l'observation suivante, le résultat fut également rapide. Une primipare dè vingt ans, à terme, a des contractions faibles, une par demi-heure. La dilatation est de deux francs. A midi j'ordonne 25 grammes de sucre dans un quart de verre de lait. A partir d'une heure de l'après-midi, les contractions sont accélérées, une toutes les cinq minutes. L'accouchement se termine en deux heures quarante-cinq minutes après avoir déjà duré neuf heures.

Marquis a également remarqué que sur 22 observations où l'on a donné du sucre à des femmes qui étaient en travail depuis plusieurs heures déjà, l'augmentation d'intensité et de fréquence des contractions a été un phénomène presque constant. Le résultat a été d'autant plus appréciable que le travail durait depuis plus longtemps. Chez une primipare qui souffrait depuis trois jours, l'accouchement s'est terminé en cinq heures et demie après l'absorption de sucre ; en quatre heures un quart et en une heure un quart chez deux autres qui souffraient depuis dix-huit heures.

En moyenne, le temps écoulé depuis le début de la dilatation jusqu'à l'expulsion de l'enfant a été de trois heures cinquante minutes chez les primipares et de deux heures et demie chez les multipares, chiffres inférieurs à ceux de la moyenne des accouchements ordinaires bien que la plupart se rapportent à des cas d'accouchements longs avant l'absorption du sucre et accompagnés vraisemblablement d'inertie utérine.

Les résultats de Payer ne semblent cependant pas aussi favorables que les miens et ceux de Marquis au début du travail. Sur 12 cas d'inertie utérine survenus à une période précoce du travail, il y eut neuf résultats douteux ; dans les trois autres observations, les douleurs étaient devenues plus intenses mais assez tardivement. Y eut-il là une cause particulière d'inertie, ou bien le sucre fut-il administré dans des conditions un peu spéciales, il est difficile de se prononcer. Il y a là, en tout cas, une contradiction entre les résultats obtenus et ceux observés par Bossi, par Marquis et par moi-même dans les mêmes conditions.

4° *A la dilatation de cinq francs*. — A cette période du travail la femme a déjà eu de nombreuses contractions, le travail musculaire effectué a été souvent considérable et réclame de nouvelles réserves hydrocarbonées ; le sucre pourra donc avoir une grande influence sur la marche du travail; c'est ce que j'ai toujours constaté.

Ainsi chez une primipare à terme avec une dilatation de près d'une petite paume de main et des contractions faibles toutes les dix minutes, l'ingestion de 25 grammes de sucre donna au bout de cinq minutes des contractions fortes, rapprochées à deux minutes d'intervalle. Le travail se termina rapidement.

Chez une multipare qui avait toujours eu un travail long à ses accouchements antérieurs (vingt-quatre à quarante-huit heures) les contractions étaient espacées de dix en dix minutes, la dilatation d'une petite paume de main. A onze heure trente-cinq du matin, ingestion de 25 grammes de sucre dans un quart de verre de lait. Accélération des contractions à onze heures quarante-cinq. Donc temps d'accélération de dix minutes. Durée du travail : avant le sucre : quinze heures; après la prise du sucre : une heure; durée totale : seize heures.

Marquis a eu des résultats identiques aux miens. Chez les primipares, il a remarqué que l'action du sucre administré à cette période a été très sensible ; les douleurs sont devenues plus fortes, plus rapprochées et l'accouchement se terminait une heure, une heure trente, une heure quarante et une heure quarante-cinq minutes après, soit une moyenne de une heure quinze entre la dilatation de cinq francs et l'expulsion du fœtus.

Chez les multipares, les résultats ont encore été plus probants ; chez l'une dont le travail avait commencé huit heures avant l'administration du sucre, le résultat a été médiocre ; elle n'avait en effet pas eu le temps de consommer beaucoup de glycogène musculaire. Au contraire, chez deux autres, en

travail depuis longtemps, les résultats ont été bien meilleurs ;
l'une, qui depuis douze heures avait une dilatation de cinq francs
stationnaire, prend du sucre et accouche une heure après ;
l'autre, dont le col était revenu sur lui-même après avoir été
dilaté à cinq francs, accouche cinquante minutes après l'absorption du sucre.

Ces résultats sont, on le conçoit, véritablement encourageants. Ils prouvent que dans certains cas où après avoir
attendu une dilatation longue à se compléter, on serait obligé
de terminer l'accouchement par une application de forceps, on
peut voir survenir une terminaison heureuse et spontanée en
donnant le sucre. Dans un cas observé par moi et dans lequel
il avait fallu terminer antérieurement deux fois l'accouchement par une application de forceps, pour inertie utérine,
il a suffi, le travail se prolongeant et la dilatation étant longue à se compléter, de donner deux doses de 25 grammes
de sucre chacune, à une demi-heure d'intervalle pour voir
les contractions se renforcer et s'accélérer et avoir une terminaison spontanée trois quarts d'heure après l'ingestion de
la seconde dose de sucre.

5° *A la période d'expulsion*. — C'est la période du forceps
facile et par cela même fréquent quand le travail est ralenti.
Peut-on essayer d'éviter une application de forceps par l'emploi du sucre? On peut le faire s'il n'y a pas d'obstacle mécanique, quand les seules causes de lenteur du travail sont
l'inertie utérine et l'inertie abdominale. C'est la période où
l'expression du fœtus (1) a ses indications précises pour rem-
placer la sangle abdominale relâchée. A cette période également le sucre donne d'excellents résultats: il augmente d'une
façon constante les contractions, donne des forces à la parturiente qui peut à nouveau contracter ses muscles abdominaux,
pousser fortement et expulser le produit de conception.

Ainsi l'observation suivante : Primipare, dilatation complète à cinq heures du soir. Les douleurs sont rares, espacées ;
à huit heures on rompt la poche des eaux, les contractions
continuent à être peu intenses et rares. A huit heures

____

(1) Voir Keim, L'expression du fœtus par la paroi abdominale.
Étude clinique et expérimentale, Thèse de Paris, 1900.

trente, le travail n'avançant pas, on donne 25 grammes de sucre dissous dans un peu de lait ; cinq minutes après, les douleurs augmentent d'intensité et *pour la première fois* la malade pousse des cris ; puis les douleurs se succèdent presque toutes les minutes, les cris de la parturiente sont presque ininterrompus. A neuf heures moins deux minutes la tête apparaît à la vulve. A neuf heures cinq, expulsion d'un enfant pesant 3 120 grammes.

Autre observation parmi une multitude d'autres, très probante : Primipare, dilatation complète à quatre heures trente du matin. A cinq heures quinze la vulve s'entr'ouvre légèrement pendant les contractions. Mais à partir de ce moment les douleurs se ralentissent, diminuent, puis disparaissent, si bien qu'à six heures trente le travail n'est pas plus avancé qu'à cinq heures quinze. Je fais alors donner 25 grammes de sucre dans du lait. Cinq minutes après, c'est-à-dire à six heures trente-cinq, une forte douleur apparaît, puis une autre quatre minutes après, suivies de nombreuses autres qui vont en se rapprochant et qui à sept heures déterminent l'expulsion d'un garçon pesant 3 530 grammes.

Payer a également toujours réussi à terminer l'accouchement en donnant le sucre pendant la période d'expulsion. Sur 7 cas d'inertie survenue vers la fin de la période d'expulsion, 30 grammes de sucre dissous dans 150 grammes d'eau avaient constamment augmenté les contractions ; dans 5 cas, le résultat était survenu de cinq à trente minutes après l'absorption du sucre.

Marquis a trouvé des résultats semblables ; dans ces conditions, dit-il, « on est surpris des affirmations de Charles, le seul qui, du reste, après s'être occupé du pouvoir ocytocique du sucre, est resté sceptique, et l'on se souvient alors que l'ergot de seigle, dont le rôle n'est plus aujourd'hui mis en doute par personne, était ainsi jugé par Chaussier et Mme Lachapelle : « Ce médicament n'a nullement répondu aux brillantes espérances qu'on a voulu nous donner sur son compte et son innocuité est sa plus grande vertu ».

Le sucre dans l'avortement incomplet. — Le sucre peut-il donner un résultat dans l'avortement incomplet pour l'expulsion du placenta ou des débris de placenta demeurés dans la cavité utérine après la sortie du fœtus? C'est un côté de la question esquissé seulement dans mon premier travail sur le sujet. J'avais rapporté l'observation positive suivante que je rappelle brièvement : Expulsion d'un embryon de deux mois le 5 octobre à neuf heures du soir. Le 6 octobre au matin, col long, fermé, utérus gros ; ni douleurs, ni pertes de sang. A dix heures du matin, ingestion de 25 grammes de sucre dans un quart de verre de lait. Vers onze heures, contractions douloureuses de dix en dix minutes jusqu'à midi. A trois heures trente, nouvelle dose de sucre qui ne réveille pas les contractions. A quatre heures trente, le toucher, non pratiqué depuis le matin, montre le col ouvert largement en entonnoir, contenant le placenta et derrière celui-ci l'orifice interne du col complètement fermé. L'expulsion du placenta en dehors du corps utérin s'était donc faite pendant la période des contractions, une heure après l'ingestion du sucre. L'utérus vide ne s'était plus contracté sous l'influence du sucre.

Les faits que j'ai observés depuis lors ne corroborent pas l'heureux résultat précédent dans lequel l'expulsion du délivre n'a été, me semble-t-il, qu'une simple coïncidence avec l'ingestion du sucre. J'avais conclu à ce moment « que pour avoir un résultat avec le sucre, la présence d'un corps étranger dans l'utérus (placenta) était nécessaire, ainsi qu'un travail déjà accompli (expulsion de l'embryon). Peut-être, avais-je ajouté, y a-t-il là un moyen de diagnostiquer l'avortement incomplet, le sucre n'éveillant pas de contractions dans l'utérus vide ».

J'ai essayé, depuis lors, à maintes reprises le sucre dans le traitement de l'avortement incomplet, et cela sans résultat appréciable, et ce n'est que lorsque l'époque de l'avortement se rapproche de l'accouchement prématuré que l'action du sucre devient perceptible. En réalité, il semble que le sucre ne *mord* que sur l'utérus à terme ou près du terme. Il y a, à cet égard, une dissociation véritable entre les réactions de la fibre utérine de la première moitié de la grossesse et celles de la fibre utérine de la seconde moitié de la grossesse. Cela tient, me parait-il, à ce qu'avant cinq mois, la fibre utérine, mal développée, donne des contractions peu étendues et courtes qui s'éteignent rapidement et complètement avant qu'il n'y ait indication à donner le sucre. Ces contractions n'ont pour ainsi dire pas les caractères physiologiques des contractions de la fin de la grossesse, et cela d'autant moins que n'existe pas encore cet état spécial, cette hyperglycémie de la grossesse normale à terme, si intimement liée, comme nous l'avons vu, à la genèse et à l'entretien du travail de l'accouchement et que l'action du sucre est précisément appelée à seconder, à renforcer et enfin à suppléer.

Peut-être y a-t-il cependant certains états de la fibre utérine impossibles à apprécier cliniquement et qui font que dans quelques cas on pourrait avoir un résultat thérapeutique, grâce au sucre, dans l'avortement incomplet ; mais il vaut mieux, néanmoins, n'y pas compter et avoir recours soit au traitement obstétrical habituel, soit à un autre ocytocique, la quinine, par exemple, qui paraît plus efficace que le sucre pour exciter les contractions dans l'utérus pendant la première moitié de la grossesse.

Sucre et accouchement provoqué (1). — Les modes de provocation du travail de l'accouchement sont multiples et variés. Chaque accoucheur, et surtout chaque école, a une prédilection pour certains d'entre eux. Il vaut mieux cependant être éclectique et savoir choisir les moyens à employer suivant le cas à traiter. Les plus simples doivent néanmoins avoir les préférences du praticien. C'est ce qui m'engage à rapporter la conduite que j'ai eu l'occasion de tenir dans plusieurs cas de provocation de l'accouchement et qui a pour avantages principaux sa simplicité, son innocuité pour la mère et le fœtus et sa rapidité.

Toutes les fois que c'est possible — et je crois que c'est la grande majorité des cas — j'applique d'*emblée* l'écarteur Tarnier. Quelquefois on est obligé de préparer la route cervicale avec le doigt pour permettre la mise en place de la première branche ; c'est rare et quant à moi, je n'ai pas encore

(1) Keim, De l'emploi du sucre associé aux agents mécaniques dans l'accouchement provoqué. Comm. à la *Soc. de méd. de Paris*, 9 février 1907, et *Revue prat. de gyn., d'obst., et de péd.*, juin 1907).

eu à le faire. Les deux branches de l'écarteur sont faciles à introduire dans le col, au-dessus de l'orifice interne.

Ce qui est remarquable, c'est la rapidité de l'excitation musculaire et du début des contractions, qu'il s'agisse d'une primipare ou d'une multipare. Dans quatre faits observés par moi, ce fut au bout d'une heure — une heure trente-cinq — un quart d'heure et trois heures. C'est important, car cela nous permet d'intervenir très tôt à l'aide du sucre. En effet, dès la *mise en marche* du travail, je prescris à deux ou trois reprises, une dose de 25 grammes de sucre. Il faut, à mon avis, le donner ainsi très tôt, car nous avons ici un travail avant terme et le muscle utérin ne se trouve par conséquent pas encore dans les conditions physiologiques du travail à terme. L'hyperglycémie, cette réserve sucrée qui entretient les contractions du muscle utérin à terme, fait encore défaut ; le muscle n'a que ses réserves propres pour s'alimenter ; il est donc indiqué de chercher à le saturer dès le début du travail.

Pendant la durée du travail, il sera utile de donner de temps en temps une dose de 25 grammes de sucre. Ceci n'exclut pas l'excitation directe du muscle par l'écarteur. Dans mes observations, je laissai celui-ci peu de temps en place, de trois à cinq heures, préférant faire une nouvelle application que d'en imposer une plus longue en une fois à la parturiente.

Obs. I. — Secondipare. — Premier accouchement terminé par une basiotripsie. — Bassin généralement rétréci ; P. S. P.=11 centimètres (promontoire élevé). — Tête au-dessus du détroit supérieur. — Accouchement provoqué à huit mois et demi. — Deux applications de l'écarteur et sucre. — Début des contractions au bout d'une heure trente-cinq. — Durée totale du travail : quarante-sept heures.

Obs. II. — Secondipare. — Premier accouchement terminé par une application de forceps au détroit supérieur. — Bassin plat, gros enfant, tête ossifiée. — Accouchement provoqué à huit mois trois quarts. Deux applications de l'écarteur et sucre. — Début des contractions au bout de trois heures. — Durée totale du travail : quarante-six heures.

Obs. III. — La même que obs. II. — IIIpare. Deux applications de l'écarteur et sucre. — Début des contractions au bout d'un quart d'heure. Durée totale du travail : vingt-quatre heures trente.

Obs. IV. — Primipare. — Bassin rachitique aplati ; P. S. P.=10.8

(promontoire élevé, faux promontoires sacrés). — Deux applications de l'écarteur et sucre. — Début des contractions au bout d'une heure. — Durée totale du travail : cinquante-deux heures.

En somme, j'ai cherché, par l'action combinée de l'écarteur Tarnier et du sucre, à obtenir un travail aussi comparable que possible au travail physiologique. Ce mode d'intervention provoque rapidement les contractions ; il les entretient même après une mise en place très courte de l'écarteur. Les contractions sont fortes et actives dès le début du travail, de une à trois heures après l'apparition des premières contractions dans mes observations. La présentation n'est pas déplacée, comme par d'autres modes de provocation du travail avant terme ; elle est, au contraire, sollicitée à se fixer, à s'engager et à descendre dans l'excavation ; la poche des eaux est respectée. De plus, le travail m'a paru évoluer plus rapidement que dans la moyenne des accouchements provoqués sans le sucre ; enfin, ici comme dans le travail à terme, la résistance générale de la femme est augmentée ; celle-ci est moins fatiguée et peut être aussi plus réfractaire, grâce au tonique qu'est le sucre, à l'infection encore assez fréquente aujourd'hui, particulièrement dans les cas de bassins généralement rétrécis, avec un travail provoqué qui est long, surtout après rupture prématurée de la poche des eaux.

Action du sucre sur la délivrance et l'allaitement. — L'emploi du sucre dans le travail de l'accouchement peut-il avoir une influence sur la délivrance ? D'après les faits nombreux observés par moi et d'après les cas rapportés par Marquis, il est permis de dire que la délivrance est aussi régulière avec que sans l'emploi du sucre ; elle n'est ni avancée, ni retardée ; il n'y a ni rétraction anormale, ni inertie. Il n'y a eu dans aucun cas hémorragie de la délivrance, signalée, on le sait, après usage d'autres ocytociques, le sulfate de quinine par exemple.

La faible quantité de sucre ingérée n'a pas augmenté la diurèse post-partum et fort peu la montée ou la quantité de lait. Il est à remarquer cependant comme coïncidence, que toutes les femmes observées par moi ont été bonnes nourrices.

Conclusions. — De tous les octociques, le sucre est le plus facile à employer et le plus aisé à se procurer. Il a une action manifeste sur la contraction utérine ; en sa qualité d'aliment il n'en modifie pas les caractères physiologiques.

Son action n'est efficace qu'après un début de travail, quand l'organisme a déjà épuisé ses réserves de glycogène ; il n'est donc pas abortif et son pouvoir ocytocique est d'autant plus manifeste que le travail est plus avancé ou a été davantage prolongé.

D'après ce que j'ai pu constater dans mes recherches, les doses minimes de sucre sont celles qui produisent les résultats les meilleurs. Je conseille de donner à trois reprises, à une demi-heure d'intervalle, 25 grammes de sucre dissous dans un demi-verre d'eau ou de lait. Les doses supérieures produisent de moins bons résultats. Il est préférable d'administrer une dose nouvelle que d'en donner une plus forte dès le début.

L'action du sucre commence en moyenne de dix minutes à une demi-heure après son ingestion. C'est encore là un avantage du sucre sur les médicaments ocytociques dont l'absorption et l'action sont très lentes.

Le sucre n'a jamais eu d'influence ni sur la délivrance, ni sur la rétraction de l'utérus. Son rôle ocytocique est rendu précieux par son caractère non médicamenteux, comme il en est de l'ergot ou de la quinine ; par son absence de toxicité, ce qui est d'autant plus important qu'il est employé dans un organisme où les échanges nutritifs sont déjà ralentis.

A son action qui est très rapide, si on la compare à celle des autres ocytociques, s'ajoutent son innocuité pour la mère chez laquelle il ne produit pas d'hémorragie post-partum, son innocuité pour l'enfant.

Enfin ce qui lui paraît tout à fait spécial, c'est que son action ne se localise pas seulement à l'utérus, mais est généralisée aux muscles abdominaux et au reste de la musculature de l'organisme. Le sucre devient ainsi et un ocytocique et un véritable stimulant, un tonique qui relève l'énergie musculaire de la femme et hâte l'expulsion du fœtus ; il se différencie par là encore des autres ocytociques auxquels on pourrait le comparer, tels que l'ergot, la quinine ou l'eau chaude.

II. — LE COLLARGOL EN OBSTÉTRIQUE

C'est B. Crédé, chirurgien à Dresde, qui fit connaître l'action de l'argent colloïdal. Il suivait dans l'application des sels d'argent à la thérapeutique l'exemple de son père, l'accoucheur Crédé, qui le premier conseilla le nitrate d'argent en solution comme préventif de l'ophtalmie des nouveau-nés (méthode de Crédé). Le pouvoir antiseptique de l'argent était d'ailleurs connu depuis longtemps : Raulin, Miller, Behring, Strauss, Follet l'avaient constaté. Son absence de toxicité et son grand pouvoir bactéricide incitaient à l'essayer comme antiseptique idéal; sous sa forme colloïdale, se trouvant en suspension sous forme de grains ultra-microscopiques dans un liquide, il était facile à injecter par voie intraveineuse. C'est la seule voie qui, jusqu'à aujourd'hui, ait donné, comme nous le verrons, des résultats appréciables en obstétrique où il est nécessaire d'agir vite et sûrement. En ingestion ou par frictions (onguent de Crédé) ou encore en lavements (Chrobak, Küstner), l'argent colloïdal n'est donc pas susceptible de produire des effets rapides, du moins dans les infections puerpérales généralisées. Cependant, on peut essayer les injections intramusculaires quand l'injection intraveineuse est trop difficile à pratiquer. Capitan (1) a eu ainsi des succès dans plusieurs faits d'infections diverses en injectant dans la fesse 2 à 4 centimètres cubes à la fois d'une solution de collargol à 2 p. 100. Il n'a jamais observé d'accident. Le danger de non absorption du collargol par les tissus est, d'ailleurs, minime si on a soin d'employer le collargol électrique à petits grains (électrargol), obtenu par l'arc électrique (méthode de Brédig ou de V. Henri), au lieu du collargol ordinaire obtenu par réduction chimique et qui a des grains beaucoup plus gros.

Depuis la communication de M. Netter en 1902, le collargol

(1) *Soc. de Biologie,* 26 janvier 1907.

a été l'objet de travaux nombreux. Employé depuis cette époque par M. Bonnaire (1), dans l'infection puerpérale septicémique, il a été étudié par de nombreux observateurs (Audebert, Porak, thèse de Fommervault, thèse de Legrand, etc.).

Pouvoir antiseptique du collargol. — D'après les expérimentateurs, l'action bactéricide du collargol est faible ; son action empêchante est considérable ; il arrête donc plutôt le développement des microbes qu'il ne les tue. Une solution à 1 p. 5000 (Cohn) ou à 1 p. 6 000 (Brunner) suffit à s'opposer au développement du staphylocoque doré.

Follet avait déjà remarqué que lorsqu'il se servait de fil d'argent en place de fil de platine pour ensemencer un milieu de culture, le résultat était négatif. Strauss a constaté que les cultures de tuberculose ne se développent pas dans des vases d'argent.

Le collargol comme antiseptique local. — Ce fut tout d'abord en applications locales que Crédé employa l'argent colloïdal dans le traitement des infections puerpérales. Il pensait, qu'introduit dans la cavité utérine en contact avec le foyer d'infection, le collargol pouvait avoir une action directe sur le développement de l'infection. Il suivait en cela les expériences de Schlossmann dans lesquelles cet auteur constate que des cultures peuvent être introduites sans danger dans le péritoine d'un lapin, si l'on y ajoute une petite quantité de collargol.

Crédé conseillait donc l'introduction dans la cavité utérine, de 1 à 4 tablettes de 0^{gr},05 centigrammes de collargol. Plus récemment Hoummel a préconisé l'injection dans l'utérus infecté de 4 centimètres cubes d'une solution de collargol à 1/100 avec tamponnement du canal cervical à la gaze iodoformée pour être certain que tout le collargol est résorbé. Douze heures après l'injection, la température qui était, dans l'observation qu'il rapporte, de 40°, malgré le traitement habituel de l'infection puerpérale, retombait à 37° et ne remonta plus.

Ce sont là, malgré tout, des procédés d'exception ; la véritable

(1) Voy. *Presse Médicale*, 21 novembre 1906.

voie d'introduction du collargol dans l'organisme pour le traitement de l'infection puerpérale étant la voie intraveineuse.

Signalons le traitement d'un accident puerpéral local, l'abcès du sein, préconisé récemment par Chirié et David (1). Ces auteurs ont traité l'abcès du sein collecté par ponction aspiratrice et injection locale d'argent colloïdal électrique à petits grains sans incision. Le résultat esthétique a été parfait, le sein avait conservé sa forme extérieure sans cicatrice.

Localement également nous avons enfin pu constater les heureux effets du collargol injecté dans la poche d'un thrombus puerpéral vagino-périnéal ouvert et infecté.

Le collargol dans la circulation générale. — Introduit dans la circulation générale, le collargol est porté dans tous les organes ; il y séjourne, puis s'élimine ensuite dans les premiers jours par l'intestin ; il ne peut donc devenir toxique par rétention. Son effet n'est que passager; aussi est-il quelquefois nécessaire d'en introduire une nouvelle quantité dans l'organisme.

L'injection intraveineuse provoque, comme l'a indiqué Brunner chez le lapin, une réaction de défense qui se traduit par une leucocytose rapide, croissante, environ après six heures et qui atteindrait son maximum au bout de vingt-quatre heures environ. Cliniquement on peut constater également une réaction qui se traduit par un frisson et une élévation passagère de la température. Peut-être coïncide-t-elle avec l'hyperleucocytose signalée par Brunner, Majewski ; cela est d'autant plus vraisemblable que le frisson et l'élévation de la température n'existeraient que dans les cas où l'injection de collargol devait ultérieurement produire une amélioration suivie de guérison. Nous y reviendrons.

D'après ces diverses réactions, est-il possible de déduire le mode d'action du collargol introduit dans la circulation générale ? C'est un point auquel ne répondent encore que des hypothèses. Avec Wenckebach et après M. Netter, on peut supposer que le collargol favorise les processus de défense naturels ou encore modifie ou neutralise les toxines ; indi-

(1) *Soc. d'Obstétrique de Paris,* décembre 1906.

rectement, il empêcherait donc le développement des microbes et de leurs toxines.

Achard et Weill (1) ont étudié à nouveau les réactions du sang et des organes hématopoiétiques chez le lapin après l'injection intraveineuse de collargol ; ils ont observé de la polynucléose sanguine en rapport avec une réaction de la moelle osseuse et ont noté le rôle de la rate et des autres organes hématopoiétiques. Les fonctions essentielles de défense de l'organisme sont exagérées par l'argent colloïdal.

Presque à la même époque, Charrin, Chirié et Monier-Vinard (2), en traitant par des injections d'argent colloïdal à petits grains très fins des animaux infectés par le pneumocoque, le bacille pyocyanique, le bacille de Koch, sont arrivés aux conclusions suivantes : L'argent colloïdal donne de bons résultats parce qu'il est très bactéricide, beaucoup plus que les sels de mercure, par exemple. Des doses correspondantes à 1/80000 d'argent arrêtent toute pullulation du pneumocoque ou du germe du pus bleu. En second lieu le collargol n'est pas sensiblement toxique. Enfin cette substance modifie heureusement l'économie (élévation du coefficient azoturique, de la thermogenèse, agglutination plus rapide du sérum des animaux inoculés avec le bacille pyocyanique), etc.

Indications du collargol dans les infections puerpérales. — Dans l'état actuel des faits observés, il est aussi difficile de poser d'une façon précise les indications des injections intraveineuses de collargol dans le traitement des infections puerpérales que celles tant discutées, par exemple, de l'hystérectomie.

On peut employer le collargol, soit à titre préventif, soit à titre curatif. Jusqu'à présent c'est surtout comme traitement curatif qu'il a servi et principalement dans des cas désespérés, souvent *in extremis*, après échec de tous les autres traitements ; ce fut dans la plupart des cas une véritable « extrême-onction intraveineuse » (Bonnaire). Cela tient, je pense, à ce que les accoucheurs hésitaient à introduire dans

(1) *Soc. de Biologie*, 26 janvier 1907.
(2) *Soc. de Biologie*, 19 janvier 1907.

l'organisme en état puerpéral un produit dont le mode d'action était encore un peu mystérieux et capable, d'après Beyer, de donner lieu à des embolies.

Quoi qu'il en soit, après l'avoir expérimenté à doses faibles (2 à 4 centimètres cubes) avant d'employer des doses suffisantes et nécessaires, il semble que le collargol a aujourd'hui des indications moins restreintes en obstétrique, puisque dans quelques cas, rares encore il est vrai, on est arrivé à s'en servir préventivement contre l'infection puerpérale. Il n'est certes dans l'esprit de personne de généraliser l'emploi préventif de l'argent colloïdal de Crédé le fils, contre les infections puerpérales, au même titre que celui de la solution de nitrate d'argent de Crédé le père, contre l'ophtalmie des nouveau-nés ; mais il n'est pas déraisonnable de s'en servir dans les cas où l'on craint d'une façon presque certaine l'infection, cas dans lesquels on employait il y a quelques années encore, d'une façon presque constante, le sérum antistreptococcique de Marmorek dans quelques services parisiens.

C'est ainsi que dans une observation rapportée dans la thèse de Legrand, l'injection de collargol fut faite préventivement dans un cas d'accouchement provoqué dans un bassin généralement rétréci et aplati où le travail avait duré cinq jours. Le dernier jour, la femme, fatiguée, n'ayant pas dormi depuis quatre nuits, en mauvais état général, eut un frisson avec une élévation de température à 38°,5. De suite après la délivrance, M. Bonnaire fit une injection intraveineuse de 10 centimètres cubes de collargol. La température s'abaissa en lysis ; il n'y eut pas infection puerpérale à proprement parler ou du moins celle-ci ne se développa pas.

J'ai eu l'occasion d'observer deux faits du même genre à la maternité de Lariboisière ; les deux fois l'infection fut immédiatement jugulée. Dans le même ordre d'observations, je citerai encore la suivante : chez une femme primipare, à travail très lent avec rigidité du col, les bruits du cœur fœtal s'accélérant, M. Bonnaire compléta la dilatation par la méthode bimanuelle. Le liquide amniotique étant teinté et la température étant de 39° avec un pouls à 150, l'accouchement fut terminé par une application de forceps suivie d'une injection intra-ovulaire à l'eau oxygénée. Pour éviter l'infection généralisée, on fit, de parti pris, une injection intraveineuse de 10 centimètres cubes de collargol. Le soir la température était tombée à 36°,8 avec un pouls à 156 et le lendemain matin à 36°,8 avec un pouls à 140. Je crois donc, que dans l'état actuel de nos connaissances sur le collargol, il est permis de le conseiller à titre préventif. Mais dans quelles conditions? Dans l'observation citée plus haut, il y avait eu de la fièvre et un frisson, donc menace, même début d'infection puerpérale sur un organisme mal défendu. Mais aurions-nous employé la même médication préventive dans des conditions identiques sans fièvre, ni frisson? Je répondrai par l'affirmative. Je crois que toutes les fois que l'*organisme se défend mal* (surmenage, état général antérieur mauvais, état de shock moral), et qu'il y a possibilité d'infection par des interventions multiples et prolongées, une antisepsie incomplète ou l'ouverture précoce de l'œuf, on peut faire une injection intraveineuse de collargol à titre prophylactique. Ce sont, en somme, des indications assez rares.

Les indications du collargol comme traitement curatif sont-elles plus fréquentes et quelles sont-elles?

Il est hors de doute, connaissant la non toxicité du collargol que, toutes les fois que nous nous trouverons en présence d'un cas grave d'infection puerpérale, surtout si nous n'avons pas pu le suivre antérieurement, et pour lequel ont été tentés ses divers traitements classiques, nous ne devons pas hésiter à pratiquer une injection intraveineuse de collargol. Souvent elle peut donner ainsi des résultats inespérés.

En dehors de ces cas, il est difficile d'établir — pour le moment du moins — des règles constantes. Le plus souvent ce sera l'impression générale qui résultera de l'examen attentif d'un cas particulier, plutôt qu'un ensemble de signes cliniques qui provoquera l'indication à l'injection de collargol; c'est l'appréciation des conditions générales de défense de la malade, d'après l'état du pouls, sa tension, la courbe de la température, le facies, les éliminations urinaires, les réactions nerveuses et surtout les symptômes bulbaires qui dirigera le traitement. C'est le sens clinique de l'accoucheur qui le guidera pour l'application du collargol comme pour celle de quelques autres modes de traitement de l'infection puerpérale, tels que les abcès par fixation, la sérothérapie ou la balnéothérapie.

Le moment exact de l'intervention est donc parfois délicat à saisir, car il faut savoir agir à temps. Habituellement c'est l'échec du traitement local prolongé et varié suffisamment, accompagné d'un état septicémique qui va en s'accentuant qui commandera l'indication. Voici par exemple une femme qui a des lochies fétides, malgré des injections intra-utérines antiseptiques répétées, il existe une légère élévation de température : on fait deux, trois attouchements iodés, puis un curettage ; l'odeur disparaît en partie, bien qu'il reste quelques couennes vaginales ou vulvaires. La température continue à s'élever, quelquefois il survient des frissons, la septicémie domine le tableau clinique. A ce moment, plusieurs modes de traitement peuvent intervenir et se combiner : les toniques, la quinine, le calomel, la balnéothérapie, la sérothérapie, les abcès par fixation, le collargol en injections intraveineuses pour ne citer que les principaux. Le choix entre ces divers traitements dépend de l'expérience de chaque accoucheur ; on peut d'ailleurs les combiner ou les alterner, car quelques-uns concourent au même but ; la sérothérapie, la balnéothérapie, les abcès par fixation, le collargol exaltent tous, par exemple, le pouvoir défensif de l'organisme.

C'est donc au moment où les phénomènes généraux deviennent prépondérants que l'injection de collargol peut intervenir efficacement. Et, à mon avis, en ayant fait ou vu faire un nombre déjà assez considérable avec une innocuité absolue, il ne faut pas trop tarder à la pratiquer. Certes elle n'exalte pas les défenses organiques au même degré dans tous les cas d'infection puerpérale, mais on en peut dire autant des autres traitements proposés dans le même but (abcès par fixation, sérothérapie, balnéothérapie), il y a vraisemblablement pour les uns comme pour les autres des facteurs de succès qui nous échappent.

Technique des injections intraveineuses de collargol. — Préparatifs : 1° Une ampoule de 10 centimètres cubes d'une solution stérilisée de collargol à 1 p. 100 ou 2 p. 100. 2° Une seringue de Roux d'une contenance de 10 à 20 centimètres cubes. 3º Une aiguille de platine stérile de 4 à 5 centimètres de longueur, semblable à celle qui sert à l'injection de sérum physiologique ou à une injection hypodermique profonde. 4º Une bande de toile ou une bande d'Esmarch. 5º De l'eau bouillie chaude, du savon, de l'alcool à 90º et de l'éther pour l'antisepsie du champ opératoire.

Le choix de la veine a peu d'importance, l'essentiel est de la trouver saillante et facile à piquer, de façon à n'avoir pas besoin de la dénuder. Le mieux est de prendre une des veines du pli du coude, une des veines du dos de la main ou encore une des saphènes internes. La veine étant choisie et l'antisepsie rigoureusement réalisée, on applique la bande de toile ou la bande d'Esmarch, mais de façon à pouvoir l'enlever rapidement et sans secousse au moment de pousser l'injection.

La seringue est chargée et purgée d'air ; on introduit alors l'aiguille seule dans la veine. Pour cela on fixe la veine avec le pouce gauche et mettant l'aiguille presque parallèlement à la peau, on l'enfonce d'un coup sec directement dans la veine. L'aiguille est bien placée quand il s'en écoule quelques gouttes de sang, sinon on la retire et on recommence sur un autre point du trajet veineux ou sur une autre veine. Il est exceptionnel qu'on soit obligé de dénuder la veine au bistouri et de la charger sur la sonde cannelée pour y introduire l'aiguille. Quand on est certain d'être bien dans la veine, on desserre un peu la bande de toile (ou la bande d'Esmarch), on adapte la seringue à la canule et on pousse doucement l'injection. Aussitôt celle-ci terminée, on retire l'aiguille et on applique un pansement au collodion et pour plus de sûreté un bandage légèrement compressif.

La quantité de collargol à injecter à la fois est en moyenne de 10 centimètres cubes ; on peut en injecter davantage sans danger. Il est, je crois, préférable de pratiquer une ou plusieurs autres injections de 10 centimètres cubes plutôt que d'en faire une plus forte en une fois.

Autres modes d'emploi du collargol. — En dehors des injections intraveineuses, on a encore employé dans le traitement de l'infection puerpérale le collargol sous forme de frictions avec l'onguent de Crédé ; elles n'ont donné que des résultats inconstants entre les mains des divers expérimentateurs.

Crédé a encore conseillé l'introduction de tablettes de 5 centigrammes de collargol (de la fabrique de Heyden) dans la cavité utérine. Hoummel, nous l'avons vu, injecte 4 centimètres cubes d'une solution à 1 p. 100 dans l'utérus. M. Bonnaire se sert dans son service de crayons intra-utérins au collargol du volume des crayons d'iodoforme ordinaires avec la formule suivante :

> Collargol.......................... 1 gramme.
> Eau distillée...................... 5 grammes.
> Beurre de cacao................... 95   —

pour faire des crayons de la grosseur voulue.

Enfin nous nous sommes encore servi de la solution de collargol en injection péritonéale dans une laparotomie pour infection puerpérale. Il s'agissait d'un avortement provoqué de trois mois et demi environ ; péritonite le lendemain de l'entrée à l'hôpital avec vomissements, pouls petit à 120 et température de 36°,4. Le jour même on fit la laparotomie suivie de l'hystérectomie abdominale. Dans le péritoine il y avait environ un verre à bordeaux de sérosité fétide. Drainage. Le lendemain matin, changement du pansement et introduction par les drains de 20 centimètres cubes d'une solution de collargol à 1 p. 100. Le soir, température de 38°, le lendemain 37° et 37°,5. La malade guérit avec une phlébite.

Phénomènes consécutifs aux injections de collargol. — Généralement, deux heures environ après l'injection de collargol, la malade est prise d'un frisson souvent violent, de plusieurs minutes de durée, avec tremblement. A ce moment, la température est élevée, atteignant 40° et même 41° ; le pouls est accéléré. La plupart des auteurs ont remarqué que le frisson et l'élévation de la température n'existaient que dans les cas où l'injection de collargol devait produire ultérieurement une amélioration suivie de guérison ; ils sont accompagnés d'hyperleucocytose. Dans les observations déjà publiées (Audebert) et dans les cas que j'ai pu suivre personnellement, l'apparition, dans les heures qui suivaient l'injection, du frisson et de l'élévation passagère de la température a été d'un pronostic plutôt favorable. M. Bonnaire, sur 40 cas (27 favorables et 13 morts), a observé le frisson dans 70 p. 100 des cas guéris et seulement dans 30 p. 100 des cas qui se sont terminés par la mort. Il a manqué chez des femmes ayant guéri, au cas où l'injection était pratiquée immédiatement à la suite d'un frisson lié à l'infection. Il a constamment fait défaut chez les femmes traitées à la veille de leur mort. Quand le frisson manque, il faut généralement réserver le pronostic, en particulier dans un organisme très déprimé et qui ne peut pas réagir.

Cependant l'emploi du collargol dans l'infection puerpérale est encore trop récent pour permettre de poser à cet égard des règles générales définitives; si donc, même après cette réaction de défense, la température ne s'abaissait pas et si l'état général ne s'était pas nettement amélioré, il ne faudrait pas hésiter à faire une ou plusieurs nouvelles injections intraveineuses de collargol, sachant que son action est rapide mais passagère, qu'il est donc nécessaire d'en introduire une nouvelle quantité dans la circulation générale, et cela d'autant plus volontiers que nous avons rappelé que l'argent colloïdal n'est pas toxique et que son action est d'autant plus efficace que la dose employée est plus considérable.

Quoi qu'il en soit, après le frisson, la température reste encore élevée ; elle descend lentement dans les heures qui suivent, cependant il est des cas où elle est tombée brusquement de quelques degrés. Toutefois la sédation est remarquable, l'état général s'améliore rapidement. En même temps le volume d'urine augmente, l'appétit revient. Ce sont les cas les plus favorables. Car d'autres fois la température qui est tombée remonte et oscille et alors, ou bien elle descend en lysis ou elle redevient aussi élevée qu'avant l'injection de collargol. Dans ces cas il est nécessaire de faire une ou plusieurs nouvelles injections intraveineuses.

Le collargol dans l'ophtalmie des nouveau-nés. — Comme les autres sels d'argent, le nitrate d'argent ou le protargol par exemple, le collargol a été essayé dans le traitement

de l'ophtalmie des nouveau-nés. A la maternité de Lariboisière on se sert d'une solution à 2 p. 100 ; elle est indolore et
non toxique. Elle donne peu de réaction, à peine un peu d'hy-
persécrétion. Les résultats sont rapides ; en quelques jours la
conjonctive reprend sa couleur normale, la sécrétion puru-
lente se tarit et l'enfant peut ouvrir l'œil.

Dans les cas bénins, la guérison est complète en deux jours ;
dans les cas graves, elle est obtenue au bout de quelques jours
seulement et il est nécessaire de combiner l'emploi du collargol
avec les grands lavages et l'application de vessies de glace sur
l'œil.

Pour agir, le collargol doit être porté dans les culs-de-sac de
la conjonctive. Après avoir retourné les paupières, on verse
deux ou trois gouttes de collargol sur la conjonctive et une fois
les paupières remises on place, on masse légèrement pour que
le collargol soit bien en contact avec toute la surface enflam-
mée. On peut encore porter le collargol directement dans les
culs-de-sac, soit à l'aide du laveur de Kalt, soit à l'aide d'un
pinceau. Quand le collargol est bien appliqué, l'ophtalmie a
toujours été rapidement guérie, même chez les prématurés
chez qui elle est cependant d'ordinaire très tenace et s'accompagne souvent de complications cornéennes.

III. — L'EAU OXYGÉNÉE EN OBSTÉTRIQUE

L'emploi de l'eau oxygénée comme antiseptique en obstétrique est de date relativement récente. Déjà utilisée en 1884
par Mme Henry et M. Bonnaire dans le service de Tarnier (1),
elle ne trouve pas encore place dans le livre de Tarnier sur
« L'asepsie et l'antisepsie en obstétrique ». Ce n'est qu'en 1895
que Petit la conseille dans l'hémostase utérine (2). Étudiée
ensuite dans diverses thèses (Dezanneau 1899, Laurens 1899,
Cattier 1902, Coudrain 1904, Rénon 1905, Clément 1907), l'eau
oxygénée a des indications plus précises aujourd'hui dans la
pratique obstétricale.

Ces indications sont de deux espèces : action hémostatique
et action antiseptique.

Rôle hémostatique de l'eau oxygénée. — Petit, puis
Dezanneau ont surtout insisté sur le *rôle hémostatique* de l'eau
oxygénée. Il tient à ce fait que l'eau oxygénée excite la
contractilité utérine; elle « excite la fibre lisse, coagule
le sang en activant la précipitation de la fibrine et cela sans
altérer les éléments figurés » (Petit).

Boquel (cité par Coudrain) conseille de son côté, en cas
d'hémorragie utérine après l'accouchement, de faire un ba-
digeonnage de la surface saignante à l'aide d'un tampon d'ouate
imbibé d'eau oxygénée et enroulé sur une longue pince.

Cette action hémostatique de l'eau oxygénée ne peut cependant être souvent utilisée en obstétrique car l'eau oxygénée,
comme nous le verrons, est dangereuse à la période d'élection des hémorragies puerpérales, c'est-à-dire immédiatement
après la sortie du fœtus, par les embolies gazeuses qu'elle peut
provoquer. C'est donc surtout comme antiseptique que l'eau
oxygénée pourra être employée.

(1) Cattier, Thèse de Paris, 1902.
(2) *Bulletin de la Soc. d'obstétrique et gynécologie.*

Rôle antiseptique de l'eau oxygénée. — Les propriétés
antiseptiques désodorisantes de l'eau oxygénée ont été démon-
trées expérimentalement par Chamberland et Fernbach (1).
C'est un excellent bactéricide *in vitro*, surtout contre les anaérobies; elle atteint également les aérobies qui, tel le strepto-
coque par exemple, sont aérobies facultatifs (Achalme). C'est un
antiseptique de surface et aussi de profondeur (Coudrain) grâce
à l'oxygène dégagé qui est non seulement microbicide, mais
décolle encore les débris de caillots ou de membranes restés
dans l'utérus après l'accouchement. Par sa décomposition en
eau et oxygène elle favorise encore la leucocytose (Clément).

Quelle eau oxygénée employer? — Les propriétés bactéricides de l'oxygène étant prouvées par des expériences con-
cluantes, la difficulté était de trouver une combinaison pratique de cet oxygène, réalisant les qualités d'une substance
inoffensive, d'un maniement facile et d'une conservation
parfaite (Rénon).

On emploie aujourd'hui soit l'eau oxygénée du commerce à
10 ou 12 volumes, soit le perhydrol (Merck), soit le perborate
de soude (Jaubert).

L'eau oxygénée du commerce est généralement impure; cependant on trouve de l'eau oxygénée purifiée. Elle est toujours
plus ou moins acide pour pouvoir être conservée. Aussi au
moment de s'en servir doit-on la neutraliser, soit en la cou-
pant avec de l'eau de chaux, soit en y ajoutant une solution
de borate de soude à 5 p. 100 ou de l'eau bicarbonatée.

L'eau oxygénée du commerce est d'une conservation difficile;
il faut, en effet, la garder dans des vases opaques, herméti-
quement bouchés pour éviter sa décomposition.

En injections intra-utérines, on ramène l'eau oxygénée de
12 volumes à 6 volumes par adjonction d'une égale quantité
d'eau ou d'eau de chaux.

Le *perhydrol* est de l'eau oxygénée chimiquement pure à
100 volumes, c'est-à-dire produisant par décomposition 100 fois
son volume d'oxygène, les eaux oxygénées du commerce ne
donnant, elles, que 10 ou 12 fois leur volume d'oxygène; de

(1) *Annales de l'Institut Pasteur*, 1893.

plus, il est neutre. Sa conservation est très difficile ; on l'utilise généralement en préparations extemporanées, par dilution dans l'eau distillée en concentration variée. Une partie de perhydrol dans neuf parties d'eau distillée = eau oxygénée à 10 volumes. On peut de la même manière obtenir toutes les dilutions que l'on désire.

Clément l'a employée en solution à un tiers, c'est-à-dire à 33 volumes sur les plaies vulvo-vaginales, et en écouvillonnage sur l'endomètre. « Au contact des tissus, il dégage une quantité de chaleur considérable avec production d'une mousse abondante et un grésillement strident, comparable à celui d'un fer rouge plongé dans l'eau. L'opérateur doit protéger ses mains avec des gants de caoutchouc ; il faut protéger également le périnée et les régions voisines non infectées. »

Le *perborate de soude* semble avoir des propriétés supérieures à celles des autres eaux oxygénées. C'est qu'en effet, en solution dans l'eau, il donne de l'eau oxygénée, *à l'état naissant* ; il se comporte de même au contact des sécrétions humides de l'organisme (Rénon). Or on sait l'action spéciale, la suractivité des médicaments à l'état naissant (A. Robin). Bonjean (1) a montré qu'à l'état naissant, l'eau oxygénée a la plus grande activité.

Kischenski, G. Lion ont prouvé expérimentalement les propriétés bactéricides de l'eau oxygénée obtenue à l'aide du perborate de soude. Celui-ci est très soluble dans l'eau ; cette solubilité augmente avec la température de l'eau employée. A la température ordinaire, un litre d'eau dissout environ 25 grammes de perborate et donne donc une eau titrant 2 volumes d'oxygène.

A 35-40°, on obtient une eau oxygénée à 4 ou 5 volumes.

Au-dessus de 40° le perborate commence à se décomposer, mais il reste cependant assez d'oxygène dans la solution pour qu'elle ait encore des propriétés antiseptiques appréciables. (Renon). En ajoutant un acide (acide citrique ou tartrique), on augmente la solubilité du perborate et on peut obtenir une eau oxygénée titrant 10 à 20 volumes et plus. Donc avec

____

(1) *Acad. des sciences*, janvier 1905.

le perborate de soude on a facilement une eau oxygénée à
titre variable et neutre grâce au borax qu'il contient. Comme
pour le perhydrol, il ne faut préparer la solution qu'au moment
de s'en servir.

On peut d'ailleurs employer le perborate de soude à l'état
sec pour saupoudrer les plaies ; on favorise ainsi la chute des
escarres, la diminution du pus et le bourgeonnement des plaies.
Une précaution est cependant nécessaire, c'est d'éviter son
contact direct avec le derme ; on a observé quelquefois ainsi
(Renon) des douleurs très violentes. Il faut donc saupoudrer
légèrement la surface des plaies.

Enfin on a mélangé extemporanément le perborate à la
glycérine dans la proportion d'un tiers et on a obtenu ainsi
une glycérine perboratée, incolore, inodore, utilisée dans les
écouvillonnages avec de bons résultats (Clément).

Indications de l'eau oxygénée. — L'indication principale
de l'eau oxygénée en obstétrique, soit pendant l'accouchement, soit dans les suites de couches, ce sont les infections
putrides :

1° *Femme non accouchée.* — Désinfection du vagin au point
de vue prophylactique, en particulier dans certains cas de
leucorrhée tenace, en alternance avec les injections au perman-
ganate de potasse.

Quand les membranes sont rompues depuis un certain
temps et qu'il y a *décomposition putride du liquide amniotique,*
on peut injecter dans l'œuf, entre le fœtus et les membranes,
une solution d'eau oxygénée. On peut renouveler cette injection intra-ovulaire, deux, trois, quatre fois dans les vingt-quatre heures.

2° *Après la sortie du fœtus.* — Nouvelle injection à l'eau oxygénée dans la cavité amniotique pour éviter l'infection de la
plaie placentaire. Après quoi, on attend la délivrance naturelle. Il y a avantage à nettoyer à l'eau oxygénée le fœtus né
dans un œuf avec décomposition putride du liquide amniotique.

3° *Suites de couches.* — On a employé l'eau oxygénée de suite
après l'accouchement comme hémostatique (Petit, Dezanneau,
Boquel) et comme antiseptique (Dezanneau). Il semble cepen-

dant préférable d'attendre, pour introduire l'eau oxygénée dans la cavité utérine, que les sinus soient fermés par une hémostase provisoire. M. Bonnaire (1) conseille d'attendre le quatrième jour des suites de couches avant de faire une injection intra-utérine à l'eau oxygénée. Pendant l'injection, il faut bien *maintenir* l'utérus, pour l'*exprimer* et faire suivre l'injection d'eau oxygénée d'un lavage à la liqueur de Labarraque, par exemple, qui enlève les bulles d'oxygène et évite par conséquent tout danger d'*embolie gazeuse*. Cette pratique a pour autre avantage, celui d'associer deux substances antiseptiques différentes ce qui augmente, comme on sait, leur puissance d'action.

Avec ces restrictions, l'eau oxygénée rend de grands services dans les infections puerpérales putrides et localisées. Dans la *rétention des lochies*, on peut, après avoir redressé l'utérus et l'avoir vidé par expression, faire des injections à l'eau oxygénée.

4° *Escarres vulvo-vaginales.* — Les attouchements et les pansements à l'eau oxygénée font déterger les escarres noires, sanieuses, suintantes; le sphacèle tombe, les ulcérations ont bon aspect, sont rosées. L'attouchement au perhydrol ou le perborate de soude en poudre peuvent être également utilisés, nous l'avons dit, dans ce cas ; ce sont d'excellents topiques, mais l'usage, pour le perhydrol, ne peut en être qu'intermittent, étant donnée son extrème énergie.

(1) Cattier, Thèse de Paris, 1902 et Clément, Thèse de Paris, 1907.

IV. — LA LIQUEUR DE LABARRAQUE
(Hypochlorite de soude).

L'application des chlorures de potasse, de soude et de chaux comme antiseptique est très ancienne, puisque Semmelweiss, le premier en 1847, réussit à enrayer une épidémie de fièvre puerpérale en se servant pour le lavage des mains, avant le toucher, d'une solution de chlorure de chaux.

Depuis, de nombreuses recherches expérimentales eurent lieu, en particulier sur les spores du charbon, avec l'eau de Javel (hypochlorite de potasse). Chamberland et Fernbach de leur côté ont pu conclure de leurs études sur l'hypochlorite de chaux au 1/10 qu'elle est aussi active que le sublimé au 1/100.

Cliniquement cependant les hypochlorites furent peu à peu délaissés pour d'autres antiseptiques, en apparence plus actifs, mais en tout cas plus toxiques. Cohen, dans sa thèse (1900), a essayé de montrer à nouveau les avantages des hypochlorites et en particulier de l'hypochlorite de soude ou liqueur de Labarraque dans le traitement des lochies fétides. Il rapporte 10 observations dans lesquelles la liqueur de Labarraque eut une action remarquable et jugula très rapidement la fétidité des lochies. A ce point de vue, la liqueur de Labarraque est comparable à l'eau oxygénée qui donne, nous l'avons dit, d'excellents résultats dans les infections à anaérobies avec fétidité des lochies.

Ces propriétés sont intéressantes à connaître pour le praticien. Les hypochlorites sont en effet faciles à trouver partout, en particulier l'eau de Javel qui est d'un emploi courant et qui est non toxique et peu coûteuse.

Pour avoir d'urgence une solution antiseptique intra-utérine ou intra-vaginale, il suffit d'ajouter une cuillerée à soupe de liqueur de Labarraque à un litre d'eau bouillie ou deux cuillerées d'eau de Javel pour la même quantité d'eau.

V. — L'IODE COMME TOPIQUE UTÉRIN

L'usage de l'iode comme antiseptique dans le traitement des infections puerpérales est déjà ancien. Il fut tout d'abord et pendant longtemps employé sous forme d'injections intra-utérines ; ce n'est que depuis quelques années qu'il a été préconisé comme topique utérin. C'est à ce titre seulement que l'iode a retrouvé un caractère d'actualité et que nous l'étudierons ici.

Action de l'iode. — L'iode est bactéricide et antitoxinique. L'iode métallique maintenu en solution aqueuse par l'addition de deux fois son poids d'iodure de potassium possède un pouvoir bactéricide énergique. Les recherches déjà anciennes de Tarnier et Vignal ont montré que le bouillon de culture est rendu imputrescible par l'adjonction de 25 centigrammes d'iode par litre. A la dose de 3 grammes par litre, la valeur bactéricide de l'iode est comparable à celle du sublimé.

L'iode entrave les propriétés des toxines microbiennes, en se combinant avec elles, à des doses variant de 1.1000 à 1.2000. Son action a été bien mise en évidence par les expériences faites avec la toxine tétanique et la toxine diphtérique.

Action locale. — Cette action est biologique. L'iode provoque un abondant afflux leucocytaire. C'est un chimiotactique puissant. Cette action élective de l'iode sur le tissu lymphoïde a été bien mise en relief par les expériences de Labbé et Lortat-Jacob. Ces auteurs ont encore montré que la réaction folliculaire aboutissant à la formation d'un grand nombre de cellules lymphoïdes est la principale caractéristique de l'action de l'iode sur les organes lymphoïdes.

Expérimentalement, si on recouvre la patte d'un lapin d'une couche de teinture d'iode, on constate après quelques heures une abondance de leucocytes dans le tissu cellulaire sous-cutané, le chorion, entre les muscles, sous le périoste et même dans la moelle osseuse. L'action de l'iode se fait donc percevoir à distance, ce qui s'explique par sa volatilité et sa diffusibilité. Dans l'utérus, grâce aux combinaisons solubles qu'il forme, il pénètre dans l'endomètre, dans la musculature utérine, puis dans la circulation et a de la sorte une action locale et générale ; l'iode stimule ainsi l'organisme envahi.

Cette action de l'iode au niveau de la muqueuse utérine est puissante bien qu'un peu amoindrie par son mélange avec les albuminoïdes intra-utérins et la formation d'albuminates solubles.

Enfin l'iode est légèrement caustique et irritant et agit sur la fibre utérine qu'il excite et dont il active l'involution qui, dans le cas d'infection, a toujours tendance à se faire lentement et d'une façon incomplète.

Technique. — On peut employer pour l'application locale de l'iode sur la muqueuse utérine, pour l'*attouchement iodé*, soit :

1° La teinture d'iode du Codex agissant par l'iode et par l'alcool ;

Soit :

2° La solution iodo-iodurée (Tarnier).

Iode.............................	3 grammes.
Iodure de potassium.............	6 —
Eau.............................	1 litre.

Pour opérer, on met la femme en position obstétricale. Après antisepsie vaginale, on fixe le col à l'aide d'une pince à abaisser. Puis on introduit, monté sur une pince à pansement, un tampon de coton hydrophile de 4 à 5 centimètres de longueur, imbibé dans une des solutions précédentes. On passe ce tampon sur tous les points de la cavité utérine, les faces, le fond et les cornes. Il est inutile, en cas d'indication, de renouveler l'opération avant douze heures.

M. Cabanes (d'Alger) introduit en outre dans la cavité utérine une lanière de gaze imbibée dans la solution iodo-iodurée qu'il laisse en place douze heures. Après avoir frotté avec un tampon iodé les fausses membranes qui peuvent siéger à la vulve, dans le vagin et au col de l'utérus, il place un tampon à l'orifice du col pour protéger le vagin contre l'écoulement iodé caustique.

Le seul inconvénient sérieux de l'attouchement iodé, surtout répété, est l'irritation des tissus vulvaires et périnéaux qu'il provoque : la femme accuse à la longue de vives douleurs, des brûlures au niveau du périnée ; si on ne prend pas de précautions, il n'est pas rare de voir des érythèmes étendus et douloureux. Avec un peu d'attention, en protégeant au besoin le périnée à l'aide d'une valve ou bien surtout en l'enduisant de vaseline, on évite ces incidents. Il est, en tout cas, toujours utile de faire suivre l'attouchement iodé d'une injection vaginale à l'eau bouillie.

Indications. — L'attouchement iodé peut servir soit comme traitement de l'infection puerpérale localisée, soit seulement comme premier temps de ce traitement.

Dans le premier cas, on l'emploie dans l'utérus vide ; dans le second cas, on l'emploie dans l'utérus contenant soit des débris placentaires, soit des caillots ou des membranes.

Dans l'utérus vide, il donne de bons résultats quand, après un avortement ou un accouchement à terme, survient dans les premiers jours qui suivent l'expulsion de l'embryon ou du fœtus, une légère élévation de température, 37°,5, 38°, quand il existe quelques couennes vulvaires ou vaginales et qu'on craint l'envahissement de la cavité utérine, quand enfin il y a un peu d'odeur lochiale.

Dans ces cas on peut soit faire l'attouchement iodé d'emblée, soit n'y avoir recours qu'après échec des injections intra-utérines. Les résultats obtenus sont très favorables ; la fièvre tombe rapidement, les lochies s'améliorent, les phénomènes généraux également. Il n'y a jamais de frissons comme après l'injection intra-utérine.

S'il reste quelques débris dans l'utérus après l'accouchement et qu'il soit utile d'intervenir soit par l'écouvillonnage, soit surtout par le curettage, l'attouchement iodé, appliqué avant l'intervention, peut être utile pour éviter le *frisson de réin-fection*, si fréquent après le curettage puerpéral (Bonnaire, Aumont, Clément) et généralement après toutes les interventions utérines septiques. Ce frisson constitue, on le sait, la manifestation objective d'une véritable décharge de toxines dans la circulation, favorisée par le trauma de l'endomètre. Si on parvient à le supprimer ou à l'atténuer, c'est qu'on arrête la pénétration brusque de grandes quantités de toxines dans l'organisme.

Ce but paraît atteint par l'attouchement iodé prophylactique. Avant d'entreprendre une intervention dans un utérus septique, on badigeonne la surface interne avec la solution iodée. L'iode doit pénétrer profondément et imbiber les débris à évacuer. Aussi vaut-il mieux pratiquer l'attouchement iodé deux ou trois heures avant l'intervention qu'immédiatement avant.

Ce procédé agit « soit par l'antisepsie des produits à évacuer, soit par la provocation d'une agglomération de leucocytes s'opposant à la décharge des microbes et de leurs toxines, soit en supprimant la paralysie de l'utérus » (Clément). Quoi qu'il en soit, s'il peut encore y avoir après l'intervention une légère élévation de température, le frisson et les malaises qui l'accompagnent se trouvent supprimés.

En somme l'iode, comme topique utérin, sous forme d'*attouchement iodé* est d'une incontestable utilité pour le praticien. Le procédé d'application est simple, facile, sans danger, plus sûr que l'injection intra-utérine.

VI. — LE SERUM LEUCOCYGÈNE DE R. PETIT

Les recherches de R. Petit (1) ont eu pour point de départ celles de Metchnikoff sur la phagocytose et celles d'Issaef qui a montré qu'en produisant expérimentalement une polynucléose dans le péritoine du cobaye, on pouvait le protéger contre plusieurs doses mortelles de cultures cholériques injectées dans la séreuse.

Pour produire la polynucléose, R. Petit se sert de sérum de cheval recueilli aseptiquement et chauffé à 56° pendant deux heures, trois jours consécutivement.

Il l'emploie sous deux formes : 1° sérum liquide ; 2° sérum sec sous forme de paillettes par dessiccation aseptique dans le vide.

Doses. — A chaque pansement : 15 à 30 centimètres cubes de sérum liquide et 1 à 3 grammes de sérum sec.

Nombre de pansements. — Six à huit pour obtenir la guérison définitive.

Technique. — On s'assure de la vacuité de l'utérus. Au besoin on enlève les débris placentaires à la curette ou les débris membraneux à l'écouvillon, *en lésant le moins possible la muqueuse utérine.*

On lave ensuite la cavité utérine avec un quart de litre de sérum physiologique et on sèche la muqueuse à l'aide d'une compresse de toile montée sur une pince.

On imprègne ensuite une mèche de gaze stérilisée avec du sérum liquide et dans l'extrémité de cette mèche, comme dans un sachet, on enferme le sérum sec. Ce sachet est introduit

---

(1) Voy. R. PETIT, *Soc. de Biologie* 1901, et *Annales de l'Institut Pasteur,* 1904.

R. PETIT, BARLERIN et DEMELIN, *Soc. d'obst. de Paris,* 1906.

CLÉMENT, Essai sur le traitement intra-utérin de l'infection puerpérale. Thèse de Paris, 1907.

bien au fond de l'utérus et le reste de la gaze remplit la cavité utérine.

S'il y a des escarres du col ou du vagin, on met à leur contact une compresse imbibée de sérum liquide.

Durée du pansement. — Vingt-quatre heures ; on le renouvelle de la même façon.

Résultats. — Des 21 observations publiées par R. Petit, Delbet, Barlerin, Demelin, Clément, se rapportant à des cas d'infection post-partum ou post-abortum et traités avec succès, on peut conclure : La température s'abaisse dès le premier pansement ; cet abaissement est souvent précédé d'une légère élévation thermique. Il a été le plus souvent rapide, quelquefois complet du jour au lendemain (Petit). Clément remarque une chute progressive de la température, pendant les douze premières heures qui suivent l'application du sérum, la douzième heure marquant le maximum d'effet ; ensuite la courbe remonte régulièrement jusqu'à la vingt-quatrième heure, mais son acmé atteint un point moins élevé qu'avant l'application du sérum ; il se forme alors une série de lysis descendantes.

L'amélioration de l'état général est parallèle à l'abaissement de la température ; la langue devient humide ; on observe parfois des sueurs abondantes et quelquefois les malades accusent un fort appétit.

L'augmentation de l'appétit et l'euphorie sont souvent remarquables.

Les résultats éloignés sont bons. Les malades sont bien réglées et ne présentent pas de sténose du col.

En somme, c'est là un procédé thérapeutique vraiment biologique ; la défense de l'organisme est obtenue en stimulant ses propres moyens de défense, ceux qu'il arrive à utiliser dans les guérisons spontanées.

Par cela même, le sérum leucocygène n'a nul caractère spécifique. Son action est surtout locale et n'agit que sur son point d'application. Là il peut arrêter et détruire le foyer de culture microbienne, empêcher la septicémie d'apparaître ou d'augmenter. Pour donner un résultat, le sérum leucocygène doit donc être utilisé le plus tôt possible après le début de l'infection, avant la période septicémique

VII.—LA RÉFRIGÉRATION DANS LE TRAITEMENT DES INFECTIONS MAMMAIRES

Les traitements de la lymphangite du sein et de la galacto-phorite sont très nombreux; la plupart ont pour base le repos de l'organe malade, les applications antiseptiques avec ou sans compression.

Pour la galactophorite, Budin avait généralisé pour l'éva-cuation du pus l'emploi de l'expression préconisée par Chassaignac. Bien faite, surtout pour une galactophorite localisée, l'expression a donné quelques heureux résultats. Mais en réalité elle est difficile à pratiquer, les récidives sont fréquentes, car on ne peut toujours vider complètement les acini et les canaux excréteurs du pus et du lait qu'ils contiennent.

C'est en outre une intervention très douloureuse, car il faut agir avec une certaine force et exercer parfois des pressions prolongées. Quelque bien faite qu'elle soit d'ailleurs on est obligé de la renouveler souvent une ou deux fois par jour; la sensibilité du sein malade est donc d'autant plus augmentée.

L'expression ainsi renouvelée ne laisse pas la glande au repos; bien plus, elle peut même diffuser l'infection en rompant les parois des acini, comme j'en ai pu observer un exemple.

Pour ces diverses raisons, l'expression a des indications très limitées. En pratique, il est intéressant de pouvoir traiter en même temps la lymphangite du sein et la galactophorite. La réfrigération paraît répondre à ces deux indications.

Expérimentalement le froid agit sur le système nerveux, sur la circulation et sur l'activité cellulaire d'une façon générale.

Sur le système nerveux, le froid abolit la conductibilité des fibres nerveuses, produisant ainsi de l'anesthésie. Le froid agit sur les fibres lisses des vaisseaux qui se contractent et la circulation locale se trouve ralentie. Enfin le froid est capable d'amoindrir l'activité cellulaire; il y a là, d'après Ranvier, une action inhibitoire qui s'exerce également sur les microbes et les globules blancs.

Ces diverses actions du froid l'ont fait employer depuis longtemps comme calmant et résolutif dans diverses phlegmasies.

Dans les infections mammaires, Rubeska, après désinfection et évacuation du lait à l'aide d'un tire-lait, conseille un pansement au sublimé et applique un sachet de glace.

Ahlfeld préconise également la glace. Schæffer recommande la réfrigération sous forme de compresses d'eau blanche glacée et renouvelées toutes les dix à quinze minutes.

Gontier (1), dans sa thèse, rapporte les heureux résultats obtenus à la maternité de Lariboisière par le pansement glacé.

Voici la technique qu'il décrit : « Dès qu'une femme présente une élévation de température ou qu'elle se plaint de douleurs dans les seins, on porte un examen attentif sur ceux-ci. On voit s'ils sont rouges, atteints de lymphangite superficielle ou profonde, ou encore, par l'expression, on recherche s'il y a du pus dans les canaux galactophores. Si l'examen est positif, l'allaitement est aussitôt suspendu d'un côté ou totalement et on met de la glace sur les seins.

Pour cela, après une toilette antiseptique des seins, on place d'abord une compresse imbibée de liqueur de Van Swieten ou bien d'une solution de nitrate d'argent à 1/50, s'il y a des crevasses sur le mamelon; au-dessus, on pose une épaisseur de flanelle, puis une vessie remplie d'un mélange de glace concassée en menus morceaux et de farine de lin. On obtient ainsi une sorte de cataplasme bien homogène qui permet de soumettre à la réfrigération toute la surface de la mamelle d'une façon égale et parfaite. Le tout est enfin recouvert d'un morceau de taffetas gommé et fixé par un bandage de corps bien serré.

(1) Gontier, Traitement des phlegmasies mammaires par la réfrigération. Thèse de Paris, 1902.

Dès que la glace est fondue, il faut la renouveler ; c'est-à-dire environ toutes les deux heures. »

On persévère dans ce traitement jusqu'à la disparition de la douleur ; ceci indique que les phénomènes aigus sont terminés et l'on peut alors enlever la glace et reprendre l'allaitement. Toutefois avant de remettre l'enfant au sein, on videra celui-ci du vieux lait qu'il contient. Du reste, s'il s'agit d'une galactophorite, il convient de s'assurer par l'expression de la glande qu'elle ne contient plus de pus.

Si, au contraire, on constate qu'il y a encore du pus dans les canaux galactophores, on continue les applications de glace jusqu'à guérison complète.

Résultats. — Le premier effet de la glace est une sédation rapide de la douleur. C'est le premier résultat accusé par les malades.

Assez rapidement aussi la peau reprend sa couleur normale. Le sein tendu, dur, redevient souple. La glace, par la vaso-constriction qu'elle provoque et le repos auquel elle oblige la glande, suspend la sécrétion lactée ; il n'y a donc pas de stase laiteuse avec les inconvénients qui en peuvent résulter.

La galactophorite prise au début cède au traitement car la glace modère la réaction organique à l'infection. L'essentiel est de commencer le traitement dès les premiers signes d'infection.

Quand, malgré le traitement glacé, il se produit un abcès, celui-ci évolue sans symptômes aigus.

Quoi qu'il en soit, après guérison de l'inflammation mammaire, l'allaitement peut être repris. Le travail glandulaire recommence sous l'influence des premières succions de l'enfant.

VIII. — LE TRAITEMENT OPOTHÉRAPIQUE DE LA PHLEGMATIA ALBA DOLENS PUERPÉRALE

Dans un travail précédent (1), nous avions, pour la première fois, préconisé l'essai d'un traitement opothérapique de la phlegmatia alba dolens puerpérale. D'une façon générale, le traitement de la phlegmatia puerpérale n'est qu'un traitement symptomatique, avec le repos comme indication fondamentale.. Nous avons cherché à lui appliquer un traitement basé sur la pathogénie.

Montrant, en effet, le rôle important des phénomènes intimes de la coagulation intravasculaire dans la production de la phlegmatia, nous avions rappelé les résultats nombreux de l'expérimentation et nous avions insisté particulièrement sur le rôle anticoagulant du foie.

Ce rôle du foie a été interprété différemment selon les expérimentateurs. D'après Grosjean, Ledoux, Delezenne, quand on fait circuler une solution de peptone dans le foie on obtient un liquide capable de suspendre la coagulation *in vitro*, liquide produit par la transformation de la peptone dans son passage à travers le foie.

D'après Contejean, c'est le foie lui-même qui produit la substance anticoagulante sous l'influence de la peptone. Par ligature des lymphatiques du foie, Gley et Pachon arrêtent en effet sa production. Cette fonction anticoagulante du foie sous l'influence de la peptone est confirmée par la destruction, l'altération du système nerveux ou l'extirpation de cet organe (Gley et Pachon). Et si l'action de la peptone n'est possible qu'en traversant le foie, il est logique de ne voir là que l'exagération d'un phénomène normal : l'épreuve de la peptone est révélatrice de l'action anticoagulante exercée par

(1) KEIM, Contribution au traitement de la phlegmatia alba dolens puerpérale (Essai de traitement opothérapique). (*L'Obstétrique*, novembre 1900)..

le foie. Camus a d'ailleurs pu isoler la substance anticoagulante du foie.

Ce rôle du foie est un phénomène d'ordre vital, exigeant par conséquent l'intégrité du tissu hépatique. Toute cause qui la diminue ou la renforce agit sur la réaction du foie à la peptone. La substance anticoagulante est ainsi le produit d'une véritable sécrétion indirecte du foie.

En résumé, sous l'action de certaines substances introduites dans l'organisme, en particulier de la peptone, le foie acquiert une fonction nouvelle, celle de produire une matière qui s'oppose à la coagulation sanguine, fonction qui existe dans le foie normal, *in vivo*, à un degré moindre, sous l'influence des albumines cellulaires, organiques ou digestives.

L'importance du rôle du foie dans les phénomènes de coagulation est donc incontestable. Or, dans l'état puerpéral, le foie subit des modifications sous l'influence des changements produits dans la nutrition chez la femme enceinte. Anatomiquement il existe un certain degré de transformation graisseuse (Tarnier). Cliniquement les fonctions hépatiques sont troublées, comme l'indique l'examen des urines. L'insuffisance hépatique est encore démontrée par l'intoxication, l'auto-intoxication, le passage insensible de l'état normal à la période d'éclampsisme ou d'éclampsie véritable, l'albuminurie d'origine hépatique, quelquefois la glycosurie et expérimentalement par la glycosurie alimentaire, facile à provoquer [Keim (1), Brocard (2), Leduc (3)].

Cette grève partielle du foie est encore aggravée par la prédisposition du sang à la coagulation durant l'état puerpéral. Il est en effet chargé de fibrine (4 à 4,8 p. 100, au lieu de 3 p. 100 en dehors de la grossesse, d'après Andral et Gavarret); en outre son alcalinité est diminuée à l'approche du terme (Charrin et Guillemonat).

De plus, après la délivrance, le sang reste stagnant dans les vaisseaux utérins et péri-utérins; le champ vasculaire très

(1) KEIM, Recherches sur la glycosurie de la grossesse et de la puerpéralité (*Bulletin de la Soc. d'obst. de Paris,* nov. 1898).

(2) BROCARD, Thèse de Paris, 1898.

(3) LEDUC, *Bulletin méd.,* 1898, p. 1089.

étendu n'étant plus soumis à la contraction utérine (1).

Voilà donc des conditions propices à la production d'une thrombose des veines péri-utérines, conditions hépatiques et sanguines. Leur connaissance nous a porté à associer au traitement général de la phlegmatia un traitement opothérapique basé sur l'action du pouvoir anticoagulant de la peptone.

Sachant l'absorption à peu près parfaite de la peptone donnée en lavements nutritifs, nous l'avons introduite par la voie rectale. Elle pouvait influencer ainsi directement le foie par les lymphatiques et le système porte.

Mais nous nous adressions, ainsi que nous l'avons dit, à un organe fonctionnellement amoindri, à un foie insuffisant. Pouvions-nous suppléer cette insuffisance pour la fonction anticoagulante? Nous avons essayé de le faire en associant la peptone à une émulsion de foie de veau frais. Nous espérions provoquer ainsi une action double : une première de la peptone sur le foie de veau intimement mélangé à elle, excitant sa propriété anticoagulante; une seconde du mélange ainsi absorbé sur le foie de la femme, stimulant ses fonctions insuffisantes et favorisant l'action de la peptone sur cet organe.

Technique. — La malade restant couchée dans la position horizontale, on glisse sous le siège un bassin plat. On donne un grand lavement évacuateur tiède qui est rendu. Après un quart d'heure environ, on introduit dans le rectum le foie de veau peptonisé. Pour cela 100 grammes de foie de veau frais sont finement hachés et mélangés à 5 ou 10 grammes de peptone pure (celle qui sert à préparer les bouillons de culture par exemple). Le tout est mis dans 250 grammes d'eau et forme une véritable émulsion. Ce quart de lavement est donné en deux fois à une demi-heure d'intervalle.

Résultats. — Ce qui nous a frappé dans les cas que nous avons traités par l'opothérapie, c'est l'évolution rapide de la thrombose, l'abaissement presque immédiat de la température,

(1) Keim, Pathogénie de la phlegmatia alba dolens puerpérale (*Presse méd.*, juillet 1907).

la faible intensité et la diminution progressive et hâtive des phénomènes douloureux. Ce traitement peut d'ailleurs donner des résultats encore plus heureux comme traitement prophylactique. « L'idée de suppléer à l'insuffisance physiologique de cet organe (le foie) en introduisant dans le sang de la peptone afin de stimuler sa propriété anticoagulante, était en effet logique » (Vaney) (1).

Sobre-Casas (2), qui a essayé notre traitement opothérapique de la phlegmatia puerpérale, a eu également un résultat très satisfaisant : « Ce traitement, dit-il, comme on peut s'en rendre compte en l'étudiant, offre de grands avantages sur tous les autres, parce qu'il est non seulement curatif mais prophylactique ; il est d'un usage facile et donne en très peu de temps des résultats qu'on n'obtient qu'après un mois au moins avec les médications que nous connaissons tous. »

Dès 1901, M. Capitan (3) avait attiré l'attention sur notre traitement opothérapique de la phlegmatia. A la fin de son travail il disait : « Telle est cette curieuse méthode basée complètement sur la physiologie. Comme elle est d'un emploi facile, qu'elle ne présente d'ailleurs aucun danger, on peut facilement l'essayer. La seule difficulté est d'avoir toujours sous la main, juste au moment voulu, du foie de veau suffisamment frais. Il y a là une petite difficulté, mais en somme qui n'est pas bien difficile à surmonter.

En tout cas la méthode est intéressante et méritait d'être signalée. »

En terminant nous citerons seulement les essais que nous poursuivons actuellement dans le traitement de la phlegmatia puerpérale, en combinant le traitement opothérapique et la cure de déchloruration qui nous donnent des résultats tout à lait satisfaisants.

(1) Vaney, Des processus phlébitiques du tractus génital au cours de la puerpéralité. Thèse de Nancy, 1906, p. 300.

(2) Sobre-Casas, Contribution au traitement de la phlegmatia Guerpérale. — Essai de traitement opothérapique. — Méthode de p. Keim. — 2e Congrès médical latino-américain, avril 1904.

(3) Capitan, Médications du jour. — Un nouveau traitement de la phlegmatia (Méd. mod., 1901, p. 363).

IX. — LA CURE DE DÉCHLORURATION EN OBSTÉTRIQUE

On a conseillé le régime déchloruré tel que l'ont établi les travaux de Widal et Javal (1) pour les œdèmes liés soit à l'albuminurie et à la néphrite gravidiques, soit à la phlegmatia puerpérale.

On connaît le principe de la méthode. Parmi les substances qui composent les tissus organiques, une des plus importantes est le chlorure de sodium. Grâce à la petitesse de ses molécules, à leur diffusibilité, leur solubilité, leur mobilité, il maintient et rétablit l'équilibre osmotique, dans les différents milieux de l'organisme. C'est « l'élément régulateur (Winter, Achard et Lœper) qui permet les échanges entre le plasma sanguin, le plasma interstitiel et les cellules de l'économie, augmentant ou diminuant, suivant leur tension propre, la concentration des humeurs ».

Aussi à l'état de santé, la proportion de chlorure de sodium est-elle toujours uniformément fixe ; il y a ce qu'on a appelé : équilibre chloruré de l'organisme.

Dans certains états pathologiques, cet équilibre est rompu, l'excrétion des chlorures urinaires diminue ; il y a rétention chlorurée. Où se fait la rétention chlorurée ? Les recherches de Strauss, Achard et Lœper, Widal et Javal ont montré que le sel passe généralement très rapidement dans le sang sans s'y accumuler. Presque toujours le point cryoscopique du sérum sanguin des œdémateux est normal ou voisin de la normale. La rétention chlorurée ne se fait donc pas dans le sang. Le sel s'accumule dans les tissus dont la tension osmotique est ainsi augmentée, car le sel attire l'eau nécessaire à la dissolution de ses molécules et provoque ainsi une hydratation pathologique. D'abord réparti uniformément sur

(1) WIDAL et JAVAL, La Cure de Déchloruration. Paris, 1906, 1 vol. in-16 (*Actualités médicales*).

tout l'ensemble de l'organisme, l'œdème reste longtemps latent. Puis, sous l'influence de certaines conditions locales favorables, vasculaires ou nerveuses, il y a une affluence plus considérable d'eau en une zone restreinte et production d'une hydropisie, d'un œdème localisé.

En somme, c'est bien la rétention chlorurée qui règle la rétention hydratée.

Le chlorure de sodium nécessaire à constituer l'œdème est fourni par l'alimentation. Aussi était-il logique d'instituer un régime déchloruré (Widal et Javal) pour faire diminuer et disparaître les œdèmes.

Au point de vue obstétrical, on a ainsi traité les œdèmes liés à l'albuminurie et à la néphrite gravidiques. Biancardi (1) a montré qu'on obtenait ainsi la disparition rapide des œdèmes ainsi que la cessation des troubles subjectifs : céphalée, vomissements, troubles visuels. Pour l'albuminurie, les résultats sont beaucoup moins nets. La cure déchlorurée est donc surtout indiquée dans les néphrites gravidiques avec œdème pulmonaire et infiltration viscérale. D'après Biancardi (1), elle est mieux tolérée que la diète lactée absolue.

Mais c'est surtout la phlegmatia alba dolens puerpérale qu'on a essayé de traiter par la cure de déchloruration. Chantemesse (2) avait déjà démontré son action dans la phlegmatia des typhiques. Il pense que « les éléments du tissu conjonctif se laissent pénétrer par le sel et résistent d'autant moins à son invasion qu'ils sont plus altérés dans leur vitalité ». Chez six malades le régime hypochloruré a produit des résultats d'une rapidité surprenante. Chantemesse a vu « les phlegmatia débutantes s'arrêter dans leur marche envahissante malgré la persistance de la thrombose veineuse, des phlegmatia récentes diminuer à vue d'œil et guérir en quelques jours, des phlegmatia anciennes s'améliorer d'une manière régulière, mais moins rapidement que les précédentes. Chaque écart de régime, chaque retour à l'alimentation salée se faisait reconnaître par une légère reprise du gonflement ».

(1) BIANCARDI, *Annali di Ostetricia*, 1905.
(2) CHANTEMESSE, *Bulletin de l'Acad. de méd.*, 28 juillet 1903.

5.

Faucheux (1) puis Signoret (2) ont montré dans leurs thèses que le même traitement pouvait s'appliquer aux phlegmatia puerpérales. Signoret a pris soin d'analyser la quantité de chlorures éliminés par l'urine et de comparer leur courbe avec le volume de l'œdème. Il a vu que « l'élévation de cette courbe paraît bien réellement toujours en rapport avec une atténuation de ces œdèmes ou leur complète disparition ». Il a confirmé ce fait signalé par Laubry, que « les ascensions brusques, les crises chloruriques sont en général d'un bon pronostic, tandis que l'ascension lente et traînante indique une résolution également lente à se faire ».

En somme, en cas d'œdème lié à la phlegmatia puerpérale, il est utile, après avoir déterminé le degré de rétention des chlorures (par l'épreuve de la chlorurie provoquée d'Achard par exemple), et après avoir mis la malade au régime déchloruré, d'apprécier les résultats par la mensuration de l'œdème et d'établir la courbe des chlorures. On saura ainsi très cliniquement la marche à suivre dans le traitement. Celui-ci devra durer jusqu'après disparition de l'œdème.

En quoi consiste ce traitement ? Essentiellement à ne pas saler les aliments, à éviter les aliments contenant normalement du sel, à ne donner que des hydrocarbonés, des graisses, des albuminoïdes, viandes grillées, purées de légumes au beurre, fruits cuits, pâtisseries, pain sans sel ou pain déchloruré de Carrion ; comme boisson, de l'eau avec peu de vin (3).

(1) FAUCHEUX, Rétention chlorurée dans les phlébites, 1905.
(2) SIGNORET, La déchloruration dans la phlegmatia d'origine puerpérale, 1905.
(3) Voir pour plus de détails : WIDAL et JAVAL, La Cure de Déchloruration. Paris, 1906. (*Actualités médicales*).

X. — L'OPOTHÉRAPIE PLACENTAIRE

Son action excitante sur la glande mammaire. — Connue depuis longtemps dans la race animale, l'action excitante du placenta sur la glande mammaire a été surtout étudiée en clinique par Bouchacourt (1).

Les travaux récents, ceux de Letulle et Nattan-Larrier en particulier, ayant donné la preuve scientifique que le placenta était une glande à sécrétion interne, il y avait en effet lieu de penser que la placentophagie observée chez les animaux avait un but bien déterminé comme tous les autres instincts. Et cette ingestion du placenta par les animaux ne devant pas être indifférente, pourquoi en devait-il être autrement chez l'homme ?

D'ailleurs, ainsi que le rappelle Bouchacourt, cet instinct a subsisté chez certains représentants de l'espèce humaine (Brésil, Russie d'Asie, Amérique du Nord, Soudan).

Parmi les diverses propriétés attribuées à l'organothérapie placentaire, l'action excitante sur la glande mammaire est la plus intéressante en clinique. Les rapports intimes qui existent entre la sécrétion et l'excrétion lactée d'une part et les organes génitaux d'autre part plaidaient déjà en faveur de l'hypothèse du pouvoir galactogène du placenta.

D'autre part, la montée laiteuse, la galactorrhée qui suit d'ordinaire la mort du fœtus *in utero*, surtout après le milieu de la grossesse, s'explique ainsi facilement, les produits de sécrétion placentaire étant résorbés et passant dans la circulation maternelle.

(1) Voir Bouchacourt, Nouvelles recherches sur l'opothérapie placentaire (*C. R. Soc. de Biol.*, février 1902). — De l'utilisation naturelle de la partie extra-embryonnaire de l'œuf. (*L'Obstétrique*, 15 mars, 1902). — Sur l'opothérapie placentaire (*Bulletin méd.* septembre 1903).

Fieux, Sur l'opothérapie placentaire (*Bulletin méd.*, 26 août 1903).

Bouchacourt rapproche de ce fait la montée laiteuse observée souvent chez le fœtus, lait de sorcière des auteurs allemands, due, d'après lui, à l'action des produits placentaires sur le fœtus.

Enfin, un autre argument en faveur de l'action excitante du placenta sur la sécrétion mammaire est tiré de ce fait d'observation, qu'après une opération césarienne l'établissement de la lactation est parfois difficile (Stoltz), ce qui tiendrait à la suppression de l'action des contractions sur le contenu utérin. Le placenta n'est plus comprimé entre la paroi utérine et le fœtus et il y a absence d'utilisation normale de toute la sécrétion placentaire qui n'est plus rejetée dans le torrent circulatoire.

Quel placenta utiliser? — On peut employer soit du placenta de truie, soit du placenta de brebis. Le placenta de truie présenterait les avantages suivants (Bouchacourt) : il est volumineux, il est sain car la truie est en général exempte de maladies.

A quelle dose le prescrire?— Comme le placenta n'est pas toxique, on peut l'administrer à doses variables. Bouchacourt l'a ordonné sous forme de chorionine (poudre de placenta de brebis) de 1 à 10 grammes par jour. On peut encore le donner sous forme de placentase (2 à 3 cuillerées par jour) ou de poudre de placenta (1 à 3 cachets par jour).

Résultats. — D'après les faits observés (Brindeau, Macé, Bouchacourt, Keiffer), il semble que la placentophagie favorise la montée du lait et qu'il est par conséquent logique de l'utiliser, mais qu'elle est incapable de la produire sérieusement dans les cas d'atrophie glandulaire marquée. Les autres facteurs qui règlent la montée laiteuse gardent toute leur importance, particulièrement la succion énergique de l'enfant sur le mamelon.

Outre son action excitante sur la glande mammaire, la placentophagie paraît encore être légèrement purgative. Cette action n'est que secondaire ; à ce point de vue, le placenta joue vis-à-vis de la mère le rôle du colostrum vis-à-vis de l'enfant ; on sait, en effet, que celui-ci a des propriétés franchement laxatives et qu'il hâte l'expulsion du méconium.

XI. — L'ANESTHÉSIE RACHIDIENNE EN OBSTÉTRIQUE

En obstétrique (1), comme en chirurgie générale, l'anesthésie rachidienne a été obtenue soit par la cocaïne, soit par la stovaïne. Avec quelques différences de réaction tenant à leur composition particulière, l'une et l'autre ont donné des résultats identiques sur la zone génitale ; on peut donc en faire une étude parallèle.

Le pouvoir anesthésique de la stovaïne est un peu plus faible que celui de la cocaïne, mais comme elle est moins toxique que la cocaïne, on peut, au besoin, en employer une dose plus forte.

La marche et la rapidité de l'anesthésie sont semblables. La cocaïne a un pouvoir vaso-constricteur ; après son injection, le pouls devient petit et rapide. La stovaïne, au contraire, est légèrement vaso-dilatatrice ; aussi le pouls est-il fort et ralenti, les vaisseaux sont dilatés, la face congestionnée. Après l'injection de cocaïne, le bulbe et le cerveau sont anémiés ; il y a

(1) Consulter principalement :
BUMM et KREIST, *Centralbl. für Gynäk.*, 14 juillet 1900.
DOLÉRIS et MALARTIC, *Acad. de méd.*, 17 juillet, 1900.
DUPAIGNE, *Acad. de méd.*, 27 août 1900.
DOLÉRIS et MALARTIC, *Soc. d'Obst., Gynéc. et Pédiat.*, nov. 1900.
PORAK, *Acad. de méd.*, 29 janvier 1901.
MALARTIC, Les injections rachidiennes de cocaïne en obstétrique. Thèse de Paris, 1901.
DIAMANTBERGER, L'anesthésie cocaïnique par la voie rachidienne en obstétrique. Thèse de Paris, 1901.
CHARTIER, La rachistovaïnisation en obstétrique (*La Gynécologie*, 1904).
DOLÉRIS, Étude expérimentale sur la stovaïne (*Soc. d'Obst., Gyn. et Pédiat.*, juillet 1904).
BIER, *Arch. f. Klin. Chir.*, 1905.
SEITZ, *Soc. de Gynéc. de Munich*, 16 nov. 1905.
COHN, Medullaranästhésie in der Geburtsh (*Deutsche med. Woch.*, 1906).
AUDBERT, La rachistovaïne en obstétrique. Thèse, 1906.

menace de syncope. Avec la stovaïne, les centres nerveux sont, au contraire, congestionnés. Cette congestion des organes est même quelquefois à craindre dans l'anesthésie obstétricale, car elle peut entraîner des hémorragies génitales graves ; aussi a-t-on proposé, pour contrebalancer le pouvoir vaso-dilatateur de la stovaïne, de l'associer à l'adrénaline.

Technique de l'injection. — Dose de cocaïne — Elle varie entre 2 milligrammes et 2 centigrammes d'une solution stérilisée à 1 p. 100 ; en moyenne 1 centigramme suffit pour obtenir une analgésie d'une à deux heures (Doléris, Malartic).

Dose de stovaïne. — Solution de stovaïne stérilisée à 1/10e. Deux gouttes correspondent à 1 centigramme de stovaïne ; on emploie de V à VIII gouttes, c'est-à-dire $2^{cg},5$ à 4 centigrammes de stovaïne. Pour éviter le tétanisme utérin, il vaut mieux n'employer qu'une dose de $2^{cg},5$ (Chartier, Audbert). Il est préférable de répéter l'injection que d'en faire une plus forte en une fois.

Pour l'injection (Chartier, Audbert) on se sert de l'aiguille de Tuffier percée d'un orifice latéral et de la seringue de Pravaz. Dans l'intervalle des contractions, on met la femme sur le côté ou même assise. On repère la région en traçant une ligne horizontale au niveau de la crête iliaque et qui passe par l'apophyse épineuse de la quatrième lombaire. La ponction sera faite au-dessus ou au-dessous. On la fera un peu latéralement par rapport à la ligne des apophyses épineuses. Après antisepsie de la région, l'aiguille est poussée obliquement en avant, en haut et légèrement en dedans, parallèlement à l'apophyse épineuse. Quand on a vu sourdre le liquide céphalo-rachidien, on articule la seringue chargée ; le liquide est aspiré dans la seringue pour diluer la solution, puis on pousse doucement le piston de la seringue. L'injection terminée, on retire l'aiguille et on couche la malade. L'anesthésie survient quelques minutes plus tard.

Effets sur la zone génitale. — L'analgésie est obtenue au bout de trois à cinq minutes ; elle va de bas en haut, parfois jusqu'aux seins. De façon constante, la zone génitale est insensibilisée. Le vagin surtout est rapidement anesthésié.

La sensibilité utérine à la douleur spontanée et à la douleur provoquée disparaît. Les douleurs accompagnant les contractions, même les plus violentes, cessent de six à huit minutes après l'injection, les petites douleurs ne sont plus perçues par la parturiente trois minutes après l'injection. Le forceps n'est plus senti avec 4 à 5 centigrammes de stovaïne. A 3 centigrammes, les femmes sentent vaguement les manœuvres mais n'accusent jamais de douleurs véritables et cette dose minime est suffisante dans les interventions bénignes et courtes. Les autres interventions manuelles ou instrumentales ne sont pas davantage perçues par la parturiente (dilatation du col, réduction d'un utérus rétroversé, écouvillonnage, curettage, basiotripsie).

Sous l'influence de 3 centigrammes de stovaïne (Chartier) l'analgésie se prolonge quarante-cinq à soixante minutes, souvent un peu plus, puis disparaît progressivement. La disparition de l'anesthésie se fait en dernier lieu à la région périnéovulvaire, aussi a-t-on pu restaurer le périnée, sans douleur, cinquante minutes après injection de 3 centigrammes de stovaïne (Audbert).

Effets sur la musculature de l'appareil génital. — De façon générale, on peut dire que l'analgésie rachidienne par la cocaïne ou la stovaïne fait relâcher les muscles à fibres striées et contracter les muscles à fibres lisses. En quelques minutes, les muscles du périnée et du vagin ont perdu toute tonicité et la main peut pénétrer dans les voies génitales sans douleur. L'anus s'entr'ouvre et laisse souvent échapper les matières. L'expulsion du fœtus ou son extraction se font également avec grande facilité.

La mise en position obstétricale est plus aisée grâce au relâchement musculaire de la paroi abdominale et des membres inférieurs.

La malade ne pousse pas au moment de l'extraction ; l'accoucheur est obligé de commander l'effort d'expulsion à chaque contraction utérine perçue par la main à travers la paroi abdominale relâchée.

L'utérus, en effet, muscle lisse, se contracte dès l'injection de cocaïne ou de stovaïne. Il y a là un véritable pouvoir ocytocique. Launoy et Billon l'avaient constaté dans leurs expériences ; ils avaient noté l'expulsion prématurée des petits chez des cobayes pleines soumises à l'intoxication stovaïnique.

Aussi l'accouchement prématuré provoqué doit-il être redouté quand on emploie la cocaïne ou la stovaïne en injection rachidienne durant la grossesse. L'anesthésie intra-rachidienne est donc contre-indiquée dans les opérations chirurgicales durant la grossesse (Pinard). Doléris et Chartier ont d'ailleurs rapporté (1) un cas d'accouchement provoqué à sept mois par la rachistovaïne.

En moyenne, chez la femme à terme en travail, le pouvoir ocytocique de la cocaïne ou de la stovaïne apparaît cinq minutes environ après l'injection ; une forte contraction presque indolore mais encore perçue par la malade (Audbert) est suivie de contractions violentes, longues, intenses, non douloureuses. Le maximum de fréquence et de force est atteint quinze à vingt minutes après l'injection (Chartier). Il peut même se produire à ce moment-là une tétanisation du muscle utérin qui peut durer jusqu'à une dizaine de minutes. Suivant la dose, les contractions s'espacent au bout de quarante à cinquante minutes, redeviennent douloureuses et progressivement le travail reprend son cours normal.

Si on a terminé artificiellement l'accouchement pendant l'anesthésie, la rétraction utérine est plus intense que normalement. Grâce à cette rétraction, l'action vaso-dilatatrice de la stovaïne est contrebalancée et il n'y a pas d'hémorragie du post-partum. Cette rétraction utérine ne peut d'ailleurs pas entraîner de rétention placentaire, car elle ne se prolonge pas au delà d'une heure quinze minutes au maximum (Chartier).

Phénomènes consécutifs à l'injection. — Il n'y a aucune action sur le fœtus grâce à la lenteur des échanges entre le liquide céphalo-rachidien et le reste de l'organisme. La courbe de poids a toujours été normale. Quelquefois on pourrait craindre que le fœtus ne souffre, quand, la poche des eaux étant rompue, l'utérus est tendu et les contractions sont fréquentes et violentes. Généralement, il est vrai, l'injection précède de très peu l'expulsion artificielle du fœtus. Pendant la durée de l'anal-

(1) *Société d'Obstétrique, Gynécologie et Pédiatrie,* juillet 1904.

gésie il n'y a généralement aucun phénomène général ou nerveux, les doses employées en obstétrique ayant toujours été moindres que les doses chirurgicales.

Cependant après injection de cocaïne, Malartic signale une accélération passagère du pouls, des phénomènes congestifs (sueurs, bouffées de chaleur), des vomissements peu abondants et de très faible durée (une à huit minutes) survenant au moment des contractions.

Doléris et Chartier ont rapporté, sur 27 cas de rachisto-vaïnisation, 12 cas avec des troubles consécutifs à l'analgésie. Ces troubles ont éclaté en moyenne le second jour après l'injection, sous forme de rachialgie, céphalée, douleurs oculaires, vomissements ayant les caractères de régurgitations méningées. Halbron et Chartier ont montré qu'il existe en effet une réaction méningée après la rachistovaïne, due probablement à l'action toxique de la stovaïne, analogue d'ailleurs à l'action intra-rachidienne de la cocaïne.

Ces troubles ont pu durer jusqu'au onzième jour. Comme traitement, on a essayé la quinine qui a donné des résultats dans quelques cas, la potion de Rivière contre les vomissements, enfin la ponction lombaire (10 à 15 c.c. de liquide céphalo-rachidien) a produit un soulagement pour la céphalée et la rachialgie.

Ces accidents confirment le danger de la rachianesthésie signalée par Reclus ; elle doit rester, comme l'anesthésie générale d'ailleurs, une intervention d'utilité et non de complaisance.

Conclusions sur l'action de la Rachianesthésie en obstétrique. — Les auteurs sont loin d'être unanimes sur l'emploi de la rachianesthésie en obstétrique. Son manuel opératoire qui exige une certaine habitude, la fréquence des accidents qui, malgré leur bénignité, compliquent le travail de l'accouchement, ont fait rejeter son emploi dans la pratique courante, malgré les résultats vraiment encourageants déjà obtenus.

Pour Bier, l'anesthésie rachidienne n'est pas indiquée en obstétrique, vu que la parturiente supporte parfaitement le chloroforme même à haute dose et qu'il peut se produire des accidents avec la cocaïne ou la stovaïne. Des accidents même assez graves sont également signalés par Seitz qui a observé des frissons, une élévation de température allant jusqu'à 39°,2, de la céphalée, de l'albuminurie.

Indications. — Quoi qu'il en soit, quelles sont *les indications* de la rachianesthésie en obstétrique ? Elle a un double rôle, celui d'un *analgésique* et celui d'un *ocytocique*.

Comme analgésique. — Guéniot, dans son rapport à l'Académie de médecine sur les cas observés par Doléris et Malartic (juillet 1900), a confirmé l'analgésie régionale sous-ombilicale obtenue avec 1 centigramme de cocaïne en injection intra-rachidienne. Cette analgésie obtenue au bout de trois à cinq minutes va de bas en haut et dure en moyenne deux heures. Avec la stovaïne, elle serait un peu moins longue (une heure quinze minutes environ). Cette analgésie peut être utilisée soit pour rendre l'accouchement indolore, soit pour permettre de pratiquer diverses opérations obstétricales. (Pour Cohn, elle permet la pubiotomie, pour Doléris la césarienne.)

Comme ocytocique. — La rachianesthésie est indiquée chez les cardiaques, les emphysémateuses (Audbert), les femmes anémiées par une hémorragie ; elle accélère un travail lent par insuffisance fonctionnelle de l'utérus ; elle excite la contraction de l'utérus et aussi sa rétractilité, elle a donc un pouvoir hémostatique.

Contre-indications. — Il ne faut pas employer la rachianes-thésie quand on craint la provocation de l'accouchement, ainsi dans les opérations chirurgicales pendant la grossesse. Par la rétractilité qu'elle provoque, elle est également contre-indiquée dans les opérations intra-utérines et particulièrement dans la version podalique. Enfin, par les accidents qu'elle peut provoquer, il est prudent de s'abstenir dans tous les cas d'intoxication gravidique.

TABLE DES MATIÈRES

1416-07. — Corbeil. Imprimerie Éd. Crété.